KB112489

건강한 삶 & 아름다운 죽음
암, 제대로 알고 대처하기

Well Being & Well Dying, Cancel the Cancer

건강한 삶 & 아름다운 죽음

암, 제대로 알고 대처하기

초판 1쇄 발행 2015년 05월 20일

지은이   이 민 영
펴낸이   손 형 국
펴낸곳   (주)북랩
편집인   선일영   편집   서대종, 이소현, 이탄석, 김아름
디자인   이현수, 윤미리내, 최성경   제작   박기성, 황동현, 구성우
마케팅   김회란, 박진관, 이희정
출판등록   2004. 12. 1(제2012-000051호)
주소   서울시 금천구 가산디지털 1로 168, 우림라이온스밸리 B동 B113, 114호
홈페이지   www.book.co.kr
전화번호   (02)2026-5777   팩스   (02)2026-5747

ISBN   979-11-5585-592-8 03510 (종이책)   979-11-5585-593-5 05510 (전자책)

이 책의 판권은 지은이와 (주)북랩에 있습니다.
내용의 일부와 전부를 무단 전재하거나 복제를 금합니다.

이 도서의 국립중앙도서관 출판예정도서목록(CIP)은 서지정보유통지원시스템 홈페이지(http://seoji.nl.go.kr)와
국가자료공동목록시스템(http://www.nl.go.kr/kolisnet)에서 이용하실 수 있습니다.
(CIP제어번호 : CIP2015013935)

건강한 삶 & 아름다운 죽음

암

이민영 Ph. D. 독성학 박사 지음

제대로 알고 대처하기

Well Being & Well Dying,
Cancel the Cancer

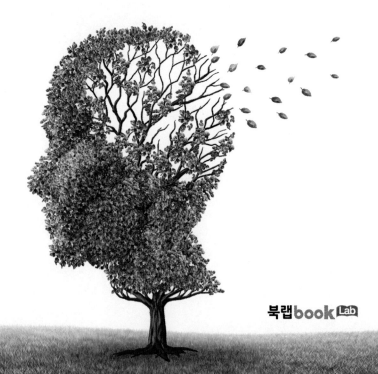

북랩 book Lab

감사 인사

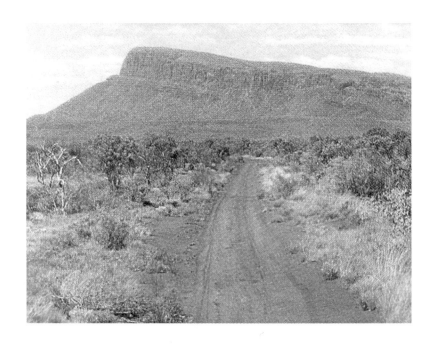

　몇 년 전 BIO US conference 중에 보스턴 시내 중심가에서 하버드대학이 개최한 리셉션에 참가할 기회가 있었다. 그때 하버드대학의 Business Development를 관장하는 Director가 개회 연설을 하였다. 그가 연설 중에 청중에게 던졌던 질문과 답이 오랫동안 기억에 남는다.

그 연설 중의 질문은 다음과 같다.

"우리 하버드대학은 세계에서 가장 훌륭한 교수들이 모여서 학생들을 가르치고 연구를 하는 학교입니다. 하버드대학 교수들은 여러 방면의 연구에서 두각을 나타내고, 리더를 하며, 엄청난 학문의 업적을 쌓아왔습니다. 그들은 지난 수십 년 간 세계의 어느 대학교수들 못지 않게 엄청나게 많은 연구 자금을 받아가며 연구를 수행해 왔습니다. 그런데 수십 년 간 투자해서 나온 그 연구 결과물들은 지금 어디에 있을까요?"

모두들 다음에 이어지는 답에 귀를 쫑긋 세웠다. 약간 뜸을 들인 후 그는 이렇게 말했다.

"그 연구 결과물들은 모두 하버드대학 도서관 책장 안에 들어가 있습니다."

좀 과장스런 표현이었지만 큰 느낌을 주는 개회 연설이었다. 이미 질문과 답의 의미를 이해했겠지만 그 질문과 답이 주려는 메시지는 '연구의 목적은 연구 결과물이 실용화 및 상업화가 되어야 한다'는 것이다.

연구의 상업화 또는 실용화의 의미는 '연구의 결과물이 산업기술 발전에 이바지하고 최종 소비자에게 어떤 혜택을 주는 것을 의미한다'고 본다. 세상에는 다양한 종류의 산업이 있고 소비자들은 산업으로부터 나오는 생산품을 최종적으로 소비한다. 어떤 상품들은 소비자가 간편하게 구매하여 직접 사용하며 나름대로 삶의 질을 즐긴다. 그러나 전문 의약품이나 의료기기 등은 소비자가 직접 선택하기가 어렵고 또 할 수도 없다. 그 이유는 과학적, 의학적 지식이 부족해서 면허가 있는 전문가나 전문의사를 통해서 소비를 해야 하기 때문이다.

이러한 과학에 대한 지식과 경험의 한계로 인해 소비자들은 대부분의 질병에 대해 너무나 나약한 존재가 되어 버린다. 하지만 과학자들의 의학 및 제약에 대한 연구 결과나 정보가 쉽게 소비자에게 전달되고 이해된다면, 최종 소비자, 즉 환자들은 질병에 대해 좀 더 효과적으로 대응해 나가며 삶의 질을 높일 수 있을 것이다.

저자는 생명과학을 공부한 과학자 출신이다. 좀 더 구체적으로 말하면 미국에서 독성학(Toxicology)을 전공하여 박사학위를 받은 후 웨인주립대에서 2년 간 연구원으로 근무하였다. 그 후 미국 FDA/국립독성연구원에서 근무한 후 산업계로 들어가서 미국 P&G 회사의 기술연구소에서 오랫동안 근무하였다. 이어서 일본 임상개발 회사의 한국 사장으로 본격적으로 임상제약 관련 사업 업무를 시작하였고, 그 후 한국의 대기업 두 곳에서 임원으로 항암제 개발과 사업화 관련 업무를 이끌었다. 현재는 싱가포르에서 미국 제약기업의 아시아 태평양 사장으로 글로벌 차세대 항암제 개발에 대한 투자 및 임상개발 관련 업무를 담당하고 있다.

약 30년 간 독성학 연구와 항암제 임상개발을 해오면서 배우고 느낀 여러 가지 경험과 정보를 산업적인 측면에서 노하우로만 사용할 것이 아니라, 최종 소비자인 환자들을 위해 되도록 쉽게 풀어서 과학적, 의학적 정보를 전달해야겠다는 생각을 해왔는데, 이제 책으로 만들어 그 첫 계획을 달성하고자 한다.

이렇게 책이 나오기까지 입은 많은 도움과 혜택에 대한 감사 인사를 이 지면을 이용해서 간략히 올린다.

먼저 의약품 및 항암제 개발 및 사업화에 대한 리더십 기회를 주셨던 존경하는 미국 유타주립대학 김성완 교수님(Distinguished Professor Emeritus)과 삼양사 김윤 회장님께 감사를 드리며, 한화 바이오사업단 리더십 기회를 주셨던 한화 김승연 회장님께도 감사 드린다.

오리건 주립대의 독성학 박사학위 프로그램에 full financial support 으로 admission을 주셨던 Dr. George S. Bailey와 Dr. David E. Williams, 미국 Oakridge 재단 Fellowship과 함께 FDA/미 국립 독성연구원에 job offer를 주셨던 미 국립 독성연구원 Ex-Director Dr. Ronald W. Hart, 그리고 친절한 동료였던 Dr. Julian E. Leakey에게 감사를 보낸다. 또한 임상개발 사업에 대한 리더십 기회를 주셨던 일본 CMIC 회사 설립자이신 CEO Mr. Nakamura 회장님께 감사를 드린다.

그리고 지금 같이 일을 하고 있는 존경하는 친구이자 SFJ Pharmaceutical Group 설립자이며 CEO인 Mr. Robert Debenedetto에게 글로벌 사업에 동참할 기회를 주신 것에 감사한다.

마지막으로 평생 자식들을 위해서 모든 헌신을 해오신 어머니 최필분 여사님께 큰 감사와 사랑을 올립니다. 그리고 작년에 하늘로 돌아가신 아버지 이현달님께도 뒤늦게 감사와 사랑을 올립니다.

/ 김 영 훈 /

고려대학교 안암병원 원장

알면 사랑하게 된다는 말이 있듯이 건강과 질병에 대해서는 아는 만큼 이기는 힘과 지혜가 생기는 법이다. 암은 환자 혼자 싸우는 것이 아니라 의사와 환자가 동행해야 하고 주위 모든 가족이 한 힘이 되어 주어야 한다. 암을 이해하고 같이 싸워 나가야 할 우리 모두에게 권하고 싶은 좋은 책이다.

이민영 박사가 지금까지 수행해 온 풍부한 임상시험의 경험이 이 책 안에 정성껏 고스란히 담겨져 있었다. 나 같은 의사들이 꼭 보아야 할 책이다.

/ 이 종 욱 /

가톨릭의대 서울성모병원 혈액내과 교수

이민영 박사가 집필한 ≪건강한 삶 & 아름다운 죽음, 암 제대로 알고 대처하기≫는 암에 대한 다양한 측면에서 쉽게 기술되어 있어 암을 공부하는 생명과학도, 의대생, 약사, 의약업계 종사자들, 그리고 암환자 및 가족들에게 많은 도움이 될 것이라고 생각합니다. 인간의 세포가 나이가 들면서 쇠퇴하고 예정된 세포사멸로 이르는 노화현상과 정상 면역체계의 통제를 벗어나 죽지 않고 계속 증식하는 암세포는 상반된 개념으로, 이 분야에 대한 비약적인 의학적 발전에도 불구하고 아직 해결해야 할 난제가 많은 것이 사실입니다.

이 책은 암에 대한 일반적인 개요의 소개와 치료법에 대해 포괄적으로 정리하여 독자들이 암에 대해 쉽게 이해할 수 있도록 기술한 것이 돋보입니다. 암 연구의 발전에는 수많은 임상연구의 누적된 결과와 경험이 이바지한 것이 사실입니다. 이에 이민영 박사는 그 동안의 항암제 임상개발의 현장경험을 바탕으로 암환자를 위한 임상시험에 대해 자세히 소개하여 일반인 및 환자들에게 유용한 정보가 될 것으로 기대합니다.

이 책에서 눈에 띄는 것은 일반인들에게는 다소 생소한 독성학에 대한 소개를 한 점입니다. 사실 독성물질은 현대인이 생활하면서 알게 모르게 노출되어 있습니다. 이민영 박사는 생명과학의 독성학을 전공하고 이 분야의 오랜 연구를 한 석학입니다. 암의 원인이 될 수 있는 주변의 잠재독성물질의 소개 및 이에 대한 신체의 생화학적 반응 등을 다양한 예와 함께 제시해 주고 있습니다. 나아가 암의 예방에 관한 식생활의 조언도 자세히 기술하였습니다. 궁극적으로 암이 완치되지 않으면 생을 마감하게 됩니다. 이에 대해 말기암환자들이 인간의 존엄성을 가지면서 죽음을 맞이할 수 있는 Well dying에 관한 성찰 및 호스피스 제도도 소개하고 있습니다. 부록으로 소개한 최신의 항암치료약물은 현재 암의 각 분야에서 각광받고 있는 치료법으로 향후 암 치료에 괄목할만한 성과가 기대되고 있습니다.

인류와 암의 대결은 끝날 것 같지 않은 영원한 전쟁이고, 각 개인의 치료의 성공 여부는 조기 발견, 적절한 치료의 선택, 치료에 임하는 환자의 적극적인 자세, 그리고 주위 가족들의 지원 등이 함께 이루어져야 좋은 결과가 있을 수 있다고 봅니다.

아무쪼록 이 책이 암을 처음 진단받은 환자뿐만 아니라 치료 중인 환자분들에게도 도움이 되길 바라며 암의 이해 및 치료 과정에서 객관적인 길잡이가 될 것으로 믿어 의심치 않습니다.

/ 김 상 건 /

서울대 약대 교수. 한국독성학회, 한국환경성돌연변이·발암원학회 회장(2012, 2013)

이민영 박사와 미국 웨인주립대학교에 있었던 1990년대 초반 시절이 떠오릅니다. 당시 미국에서 대(對) 이라크 전쟁, 환경오염으로 인한 건강 문제, 특히 암과의 전쟁, 화학물질에 의한 발암 원인의 규명, 화학물질에 의한 내분비 교란 등의 이슈가 있었으며 과학계에서는 중요한 현상이 발견되었던 때이기도 합니다.

당시의 기억으로 떠오르는 것은 담배의 유해성분 중 벤조피렌 등의 물질이 체내에서 (유방에서) 함량이 높은 CYP1B1이라는 효소에 의하여 발암 활성화되는 원리가 밝혀지고 이러한 환경 오염물질이 여성호르몬인 에스트로겐과 유사한 작용을 갖는다는 놀라운 현상이 처음으로 보고되었습니다. 또한 국가 정책분야에서 일하는 독성학자들에게는 과학자들이 밝힌 이러한 복잡한 생명현상을 대중에게 어떻게 설명하고 설득시키며 정책에 반영할 것인지의 숙제가 주어지기도 했습니다.

이민영 박사가 본 책에서 기술한 "Well Being & Well Dying, Cancel the Cancer, 건강한 삶과 아름다운 죽음. 암 제대로 알고 대처하기"는 대중에 대한 과학자들의 이러한 사명을 몸소 실천하면서 관련 지식을 일반인에게는 물론 암환자와 그 가족들에게 구체적으로 설명하고 있습니다. 특히 환자가 가져야 할 마음자세, 행동요령을 쉽게 설명하면서, 암 발생과 관련해 주의해야 할 사항을 생활 주변에서 찾아 제시하고 있어 자연현상과 과학지식을 쉽게 풀어 초석을 놓았다는 생각이 듭니다.

본 추천인 주변에도 여러 사람이 비슷한 어려운 상황에 처하여 절망과 희망을 반복하면서 어렵게 일상을 보냈던 일들을 기억합니다. 이때 암환자들과 가족들은 그들에게 도움이 되는 사실과 따스한 위로를 찾아 귀를 기울이는 법입니다. 이민영 박사는 미국 SFJ Pharmaceutical Group의 아시아 태평양 사장으로 싱가포르 지사를 거점으로 일하면서 직접, 간접적으로 접하는 항암신약에 대한 풍부한 경험과 에피소드, 주변의 여러 의학 전문가들로부터 체득한 지식을 바탕으로 일반인이 이해하여 선택할 수 있는 객관적인 자료들을 제시하고 있습니다.

특히 본 책에서는 일생에 걸쳐 거의 모든 사람이 겪을 수도 있는 암의 발생, 예방, 암환자의 심리, 의료서비스의 종류, 장점과 한계성을 설명하고 있으며, 항암치료 과정에서 환자의 생활 및 자신에 대한 관리법, 본인이 노력해야 할 부분을 제시하고 있습니다. 또한 말기 암환자들이 지푸라기를 잡는 심정으로 선택할지 말지를 고민하는 신약임상시험 참여 여부에 대한 설명은 세계적 제약사의 사장으로 근무하면서 체득한 의미 있는 조언이라 할 수 있습니다.

이와 함께 생을 마감하는 품위 있는 죽음과 의료서비스의 역할에 대한 제안으로서 호스피스의 중요성에 대한 지견은 일반인들에게는 물론 우리나라 의료정책 결정자에게도 의미 있는 메시지를 전합니다.

마지막으로 독성학을 전공한 과학자의 관점에서 설명한 일상생활에서 접촉하는 잠재 독성물질, 술에 대한 우리 몸의 반응, 흡연에 대한 경고, 환경호르몬의 위해성에 대한 쉬운 설명과 지침은 이 책의 백미라고 할 수 있습니다.

아무쪼록 "Well Being & Well Dying, Cancel the Cancer, 건강한 삶과 아름다운 죽음. 암 제대로 알고 대처하기"는 본 책이 암환자, 가족은 물론 일반인에게 큰 도움이 되기를 기원하면서 이 책을 완성하는 데 노력한 이민영 박사에게 격려를 보냅니다.

/ 정 해 원 /

서울대학교 보건대학원교수. 서울대학교 보건대학원장(2008-2010).
한국독성학회회장(2005, 2006)

우리는 아파서 병원에 가더라도 의사를 비롯한 의료진으로부터 질병 치료에 대한 친절하고 쉬운 설명을 듣기 어려움을 잘 알고 있다. 아마도 대부분의 환자가 의학지식이 부족할 뿐만 아니라 최신의학을 일반대중이 접할 수 있는 통로가 부족했던 것이 그 이유일 것으로 생각된다..

이 책은 대부분의 환자들이 과학에 대한 지식과 경험의 한계로 인해 질병에 대해 무지한 것을 안타깝게 생각하던 저자가 질병에 대해 좀 더 효과적으로 대응해나가며 삶의 질을 높이기 위해 저술하였다.

본서에서는 각종 암의 발생 원인 및 치료 방법, 특히 항암요법 시 치료 원칙을 알기 쉽게 설명하고 있으며 암 발생 및 치료의 독성학적 이해와 더불어 암 치료를 받는 환자 입장에서 암치료 과정에서 나타나는 신체적, 정신적, 경제적 어려움을 극복하는 데 도움이 되는 여러 정보 등도 기술하고 있다.

이 책의 저자 이민영 박사는 오랫동안 임상제약 관련 사업에 참여하였으며 특히 항암제 개발과 임상개발 관련 업무를 수행하여 차세대항암제의 사업화에 매진하고 있는 최고경영자로 활약 중이다.

이민영 박사가 약 30년 간 독성학 연구와 항암제 임상개발을 해오면서 느낀 여러 가지 경험과 정보를 담은 이 책은 환자 및 가족 그리고 의료 관련 종사자들에게도 유익하고 실질적인 정보를 제공할 수 있을 것으로 믿는다.

Robert Debenedetto, CEO

SFJ Pharmaceutical Group

Pleasanton, CA, USA

The battle to fight cancer has been raging for not just years but for many centuries. The army fighting this battle consists of doctors, pharmaceutical companies, clinical researches, universities and mostly importantly and personally by the cancer patients themselves.

I have known Dr. Min Young Lee for many years and with each passing year we have become closer as friends, as while as, soldiers in this fight against cancer. Through the years Min has worked tirelessly and passionately in this battle.

It is great pleasure for me to see Min delivering the knowledge that he has accumulated over the years to others through this book, so they can understand this battle better, how it effects the patients, what the patients can expect along their journey with cancer, their options, and how many people around the world has come together for the good of mankind to hopefully soon find a lasting cure for cancer.

Faith Min Yee Fung, Ph.D., MBA

Singaporean Breast Cancer Patient

SFJ Pharmaceuticals Asia Vice President

Wow! Wow! Wow! This book is great! This book should be good for Medical students, Pharmacy students and staff, Science students, Cancer Patients, Family members of cancer patients, supportive care staff, anyone interested in knowing more about cancer, etc. Before seeing this content pages, I thought this book was focused on accepting death, but now that I see the whole content, it should be a very good reference book for the current generation and future generations.

Dr. Lee, I think you have done a great job!!! By completing this book, you have made a difference to this world - for many readers will benefit from this knowledge in the days ahead. Especially for newly diagnosed cancer patients, the diagnosis comes as a shock, then there is a vacuum of not knowing what to do next. This book will help give guidance and advice, so they can make the most logical choice for treatment or non-treatment. This book will be a very good reference book for the current generation and future generations.

CONTENTS

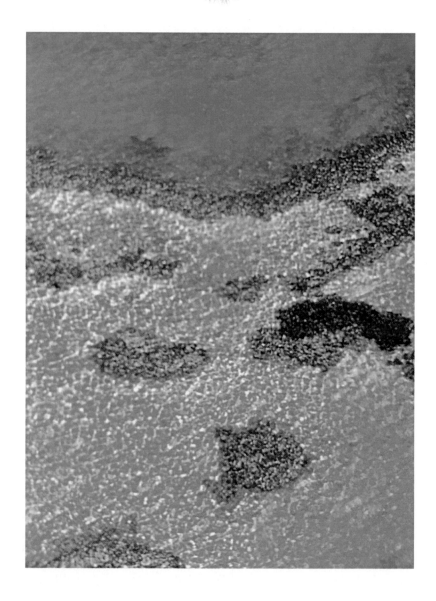

인류의 평균수명

제1차 세계대전이 일어난 1914년만 하더라도 미국인의 평균수명은 47세 정도밖에 되지 않았다. 한국인의 1927년 평균수명은 34세 정도였고, 1945년경에 50세에 도달했다(경성의대, 통계청 자료).

이처럼 수명이 짧았던 것은 대부분의 사람들의 비위생적인 생활로 인한 세균으로부터의 직접 감염, 그리고 주위 병자들로부터의 전염 등이 주요 원인이었다. 당시만 하더라도 일반인들은 과학적, 의학적 지식이 없었기 때문에 세균 감염에 대한 개념이 낮아 그에 대한 주의에 전혀 신경 쓰지 않으면서 살았을 것이다.

하지만 1928년 영국에서 최초의 항생제인 페니실린이 발견 및 개발된 것을 시작으로 1940년대에 등장한 클로르엠페니콜, 테트라사이클린, 스트렙토마이신 등 여러 종류의 항생제와 백신 개발, 그리고 과학 의학 발전과 더 나은 위생관리로 인해 사람들의 평균수명은 급격히 늘어났다.

그러나 엄청난 과학 발전에도 불구하고 아직도 암은 너무도 어려운 질병이고 깔끔한 해결책이 보이지 않는다.

암에 대한 연구의 시작과 발전

암에 대해서는 1900년대 초에 암치료에 대해 연구가 본격적으로 시작되었으나, 암에 대한 과학적 지식과 기술 수준은 매우 낮은 상태였으며, 2차 세계대전 전후만 하더라도 암 발병은 사형선고나 다름이 없었다.

1900년 초반에 등장한 X-ray 기술로 국소적 부분에 있는 암덩어리를 죽이는 데 사용하기도 하였다. 암에 대한 지식과 의료기술이 경미하였기 때문에 1900년대 초반만 하더라도 암덩어리를 칼로 잘라내느냐 혹은 암덩어리를 X-ray로 태워 죽이느냐의 두 가지 선택만이 존재하였다.

21세기에 들어서면서 암치료를 위한 약물 개발과 진단 기술들이 급격히 발전하면서 암과 암치료에 대한 지식과 의료 경험이 엄청나게 축적되고 있다. 아직 미흡한 점이 많지만 암의 발병 경로 및 메커니즘에 대한 파악이 많이 이루어졌다. 그에 따른 여러 가지 암 발생 및 성장 경로를 주목표로 하여 표적약물까지 개발되어 현재는 환자 치료에도 사용되는 상황이다.

하지만 암세포의 생명력은 상상할 수 없을 정도로 집요하며 강력하다. 암세포는 자신의 생존에 있어 어떤 장애(항암치료)에 부딪히면 그 장애를 피해 또 다른 생존을 위한 길을 모색하여 결국에는 기존의 항암제를 무기력하게 만들어왔다.

과학자와 의학자들은 다각도로 암세포를 사멸시키기 위한 연구개발을 계속하고, 암세포는 나름대로 항암제로부터 생존의 길을 모색하니 암과의 전쟁은 계속될 수밖에 없다. 그 싸움의 끝이 언제쯤일지 모르지만, 결국은 암도 다른 질병과 같은 수준으로 다스려질 때가 올 것으로 믿는다.

암이 발병하였다면

암 환자들이 겪는 어려움을 돕기 위해 과학적, 의학적, 사회적, 기타 여러 방면에서 존재하는 이슈와 발표된 지식 및 정보를 모아서 정리하였다. 이 책에 수록된 정보가 현대의 복잡 다양한 생활패턴 속에서 살아가는 현대인들이 암을 알고 또한 암 환자들이 암과 슬기롭게 싸워나가는 데 도움이 되었으면 한다.

환자가 의사로부터 자신에게 암이 발병하였다는 진단을 받으면 대부분은 다음과 같은 질문을 가지게 될 것이다.

1. 나의 암 발병이 얼마나 오래 되었나?
2. 나의 암을 치료하기 위한, 그리고 투병하기 위한 방법에는 어떤 것들이 있나?
3. 현재의 암을 치료하기 위한 의료 수준은 어느 정도인가?
4. 항암치료는 얼마나 오랫동안 받아야 하나?
5. 치료 비용은 얼마나 들까?
6. 암 치료의 끝은 어디인가?
7. 내가 암으로부터 살아남을 확율은 얼마나 될까?
8. 나는 암과의 싸움에서 이길 수 있을까?

암환자를 위한 로드맵(Road Map)

의사가 암 환자에게 충분하고도 자세하게 설명해 주거나 암 환자가 미리 알아 두어야 할 것이 있다. 그것은 암 진단 후, 암 치료를 위해 암 환자 자신이 거쳐가야 할 여러 가지 항암치료나 그 치료를 위해 필요한 테스트 및 그 방법 등에 관한 전체 과정에 대한 이해이다.

병원과 의사는 혈액암이나 고형암, 항암치료뿐만 아니라 치료에 동반되는 여러 테스트 과정들이 매우 고통스러운 것임을 환자들에게 미리 설명하여 마음의 준비를 잘 할 수 있도록 해야 할 것이다. 이것은 먼길을 가는 길 모르는 사람에게 지도를 보여 주며 갈 길의 방향에 대해 이해시키는 것처럼 중요한 일이다.

모든 인간은 질병을 겪는 환자가 된다

모든 생명은 탄생 후 나이를 먹고 늙어가고 병약해지며 그리고 마지막을 맞이하지만, 제각기 한 생명의 길을 가는 형태와 주변 환경에 대한 적응도는 매우 다양하다.

어떤 질병의 발생과 그 치료에 대한 구체적 이해를 위해서는 많은 과학적, 의학적 지식을 필요로 한다. 그 지식의 한계로 인해 대부분의 일반인들은 중병에 걸리면 좌충우돌하며, 그 가운데 여러 가지 어려움을 겪게 되고, 또 힘들게 마지막 생을 보낸다.

이 글은 여러 질병 중에 가장 어려운 병인 암과 관련한 정보를 포괄적으로 소개한다. 과학적, 의학적 지식과 기술이 발달해가면서 거대한 자연의 순환법칙에 도전하여 암을 극복하려는 노력이 수십 년 동안 있어 왔고, 미래에도 암의 치료를 위한 노력과 발전이 지속될 것이다.

이 글을 통해 암의 발병과 수술 및 항암치료, 암의 재발, 재활, 그리고 생과 이별에 대해 좀 더 자세한 설명을 함으로써 일반인들의 이해를 돕고자 한다. 그리하여 환자나 그 가족들이 좀 더 지혜롭게 암을 극복하거나 암과 싸우면서 조금이라도 육체적, 정신적으로 평안해지는 데 도움이 되면 좋겠다.

사람은 어떤 경로로 암이라는 질병에 다다르게 될까? 암에 걸리면 어떻게 해야 하나? 암의 치료 과정은 어떻게 진행되나? 암 치료의 끝은 어디인가? 그리고 암을 예방할 수는 없는가?

그럼 지금부터 암 발병에 이어 수술 및 항암치료, 암으로부터의 회복, 암의 재발, 재치료와 재활프로그램, 그리고 생의 마지막 문으로 가는 과정 등에 대해 살펴보자.

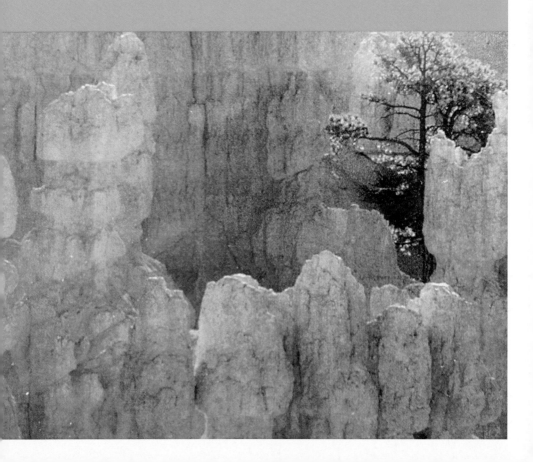

제1장

암 발생과 암환자의 고뇌와 시련

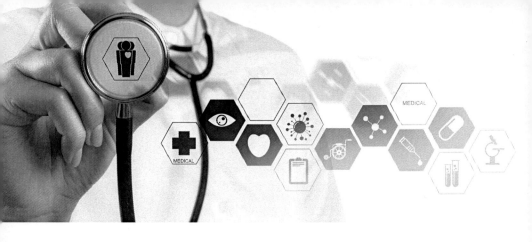

➕ 도대체 유전인자는 무엇인가?

인체를 만들어가는 모든 정보는 DNA 안에 들어 있다. 그 DNA는 23개 쌍의 염색체(Chromosome) 속에 나선형으로 꼬여 들어 있다. 그리고 모든 염색체는 각 세포의 세포핵 속에 들어 있다. 세포는 몸을 구성하며 몸에는 약 10조 개의 세포들로 차 있다.

DNA는 A(adenine), C(cytosine), G(Guanine), T(thymine) 로 엮여 있는 사다리가 나선형으로 꼬여 있다.

약 95%의 DNA는 단백질로 전사가 되지 않지만 나머지 약 5% DNA는 약 십만여 개 개별 기능 단위인 유전인자로 구성된다. 각 유전인자들은 A, C, G, T 들의 적절한 조합으로 필요한 단백질을 생산한다.

원래 프로그램된 인체의 유전자 정보대로 단백질이 생산되어야 하지만, 만약 A, C, G, T의 조합이 외부의 스트레스로 인해 조합에 변형이 생기면 이것을 유전자 변이가 생긴다고 하는 것이다. 유전자 변이 때문에 부정확한 A, C, G, T의 조합으로 전사된 단백질은 그 기능이 떨어지거나 변화를 일으켜 몸에 암과 같은 질병을 초래한다.

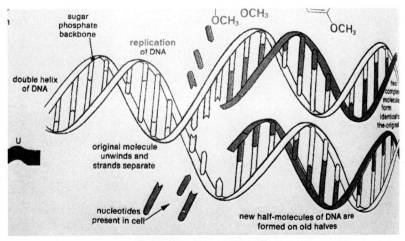

[세포분열 시 DNA 복제 그림]

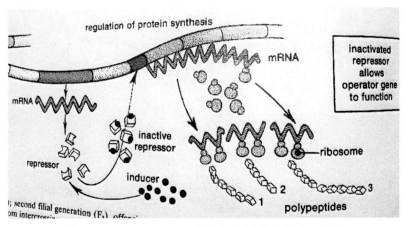

[DNA 유전자로부터 mRNA 와 함께 단백질 합성이 되는 그림]

✚ 암의 발생

정상 세포들의 삶과 죽음은 자체에 프로그램된 분자생물학적인 규칙에 의해 면밀히 조정되고 관리된다. 건강한 사람의 정상적인 체세포 분열은 체조직이 성장을 해야 하거나 외부의 피해로부터 수선이나 회복을 위해서 필요할 때만 일어나며 면밀하게 기능을 수행하여 건강한 삶을 영위하게 해 준다.

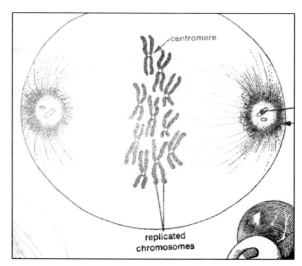

[세포분열 과정 그림] 복제되는 염색체(chromosome)들

그러나 암은 제어할 수 없는 세포분열이 계속되고, 지속적으로 분열 성장하는 암세포가 주위의 건강한 조직과 기관에 침입하여 그 전체의 기능을 파괴하는 병이다. 이 끊임없이 일어나는 세포의 분열은 DNA에 있는 어떤 유전자에 변이가 생겨 세포분열을 제어하는 기능이 상실된다.

분자생물학적으로 보면 암의 발생이나 그 발생 위협은 사람이 살아가면서 체내외에서 끊임없이 지속된다. 암세포가 체외에서 갑자기 들어와 암이 발병하는 것이 아니라, 우리가 살아가는 일상 생활 속에서도 체표면과 체내의 헤아릴 수 없이 많은 세포 속에 있는 염색체, 그 염색체 안에 나선형으로 들어있는 DNA, 그 DNA를 구성하고 있는 수많은 유전인자들에게 변이를 일으키게 하는 자극을 지속적으로 받는다.

그 자극들은 흡연, 과음, 산업오염, 심한 스트레스, 박테리아, 바이러스, 그리고 집안 유전 내력 등 수많은 독성학적(Toxicological) 요인들이 있을 것이다.

다행히 건강하고 자체 면역력이 강한 사람은 유전자 변이가 생기기 이전이나 변이가 생기더라도 그것을 방어하거나 복원시키는 능력이 지속된다. 예를 들면 흡연이나 간접 흡연은 지속적으로 체세포들에 자극을 주어 유전자 변이를 촉진시키지만, 그 흡연 스트레스를 이겨내는(즉 세포 유전자 변이를 방어거나 회복하는) 능력이 있는 동안은 암의 발병으로 나타나지는 않을 것이다.

하지만 늙어가면서 면역력, 즉 방어와 회복 능력이 떨어지면서 세포내 유전자들의 변이를 막지 못하는 한계점에 도달하면서 암의 발병이 시작된다.

➕ 암의 예방

암을 피할 수 있는 궁극적인 방법은 건강한 세포에 나쁜 영향을 주지 않으며, 정상세포의 DNA에서 유전자 변이가 일어나지 않게 하는 예방적인 방법일 것이다. 즉 DNA에 있는 유전자 변이를 일으키는 독성물질에 노출되지 않거나 노출 정도를 최소화하면서 생활하는 것이다.

(제 12장 독성학(Toxicology)과 일상생활 속의 잠재독성물질. 제 13장 독성물질에 대한 신체의 생화학적 반응, 제 14장 질병의 발생과 치료를 지배하는 요인들 참조)

일상생활 속에서의 가장 흔한 독성물질 접촉은 주로 흡연, 과한 음주, 대도시 속의 대기 오염, 건강하지 못한 식습관 등에 존재할 것이다.

증상은 알 수 없겠지만, 이미 체내에 발생된 유전자 변이를 원상회복하게 하거나 유전자가 변형된 세포를 말끔히 제거시킬 수 있는 좀 더 적극적인 방책은 또 다른 차원의 암을 예방하는 방법일 것이다.

이는 신체의 면역력을 꾸준히 유지시키는 생활, 즉 운동과 건강한 식생활, 그리고 대도시 안의 오염된 공기 속에 사는 것보다 오염된 독성물질을 덜 마시고 살 수 있는 공기 좋은 산과 숲이 가까운 곳에서의 주거생활이 좋을 것이다.

따라서 암 발생의 예방을 위해서는 개개인이 일상생활 속에서 주의를 게을리 하지 않으면서 자신이 독성물질에 노출이 되는 기회를 되도록 피하거나 줄이면서 자신의 면역력 증진을 위해 적극 노력해야 하는 것이다.

암 환자, 중병 환자의 고뇌와 현실적인 어려움

의과학에 대한 지식이 짧기 때문에 환자들은 중병이 발생하면 정신적으로 불안해지고 자신의 앞날을 현명하게 내다보지 못하며 공포와 스트레스에 시달린다. 병원에 가면 환자들은 마치 유치원생들처럼 의사 선생님들 앞에 서게 되는데, 그 주된 이유는 질병의 시작과 치료 그리고 치료 후에 대한 지식이 미흡하기 때문에 병원의 정책과 의사의 지시에 따라 몸을 맡기고 갈 수밖에 없는 상황이 되기 때문이다.

물론 병과 그 치료에 대한 전문가는 해당 병을 진료하고 치료하는 의사이다. 일반 환자들이 전문의사를 신뢰하고 따라가는 것은 옳은 일이다. 하지만 더 효과적인 치료의 결과를 얻으려면 환자 자신도 병과 치료에 대한 지식을 가지고 있어야 한다.

병에 대한 이해를 바탕으로 환자와 의사 간의 정확한 교감이 이루어지고 의견 교환이 가능해진다면 의사와 환자는 병에 대해 같이 싸우는 좋은 팀이 될 수 있을 것이다.

한 가지 어려웠던 예를 들어보면, 2014년 초에 사망한 어떤 환자는 2012년 어느 날부터 몇 개월 사이에 체중이 25kg이나 줄어들었고 몸이 쇠약해갔지만, 자신이 어떤 희귀병을 가졌다는 것을 병원으로부터 알기까지 오랜 시간이 걸렸다.

그러나 그 희귀한 병에 알맞은 치료 약물이 없어서 병원에서 추천한 치료법으로 어떤 항암제와 스테로이드 계통의 약물을 시도해 보는 정도라고 하였다. 그 환자는 항암치료를 받았으나 약 투여를 받은 후 2개월

만에 세상을 떠나고 말았다.

결과론적인 이야기가 되겠지만 어쩌면 그 환자의 병에 대해서는 항암제 치료를 하지 않는 편이 나았을지도 모른다. 아니 하지 말았어야 옳았다고 본다. 병원에서 그 희귀병에 맞지 않은 항암제를 환자에게 투여하였던 데에는 어떤 이유가 있었을까?

✚ 환자의 심리와 의사의 심리

병에 걸린 모든 환자는 의사로부터 치료를 받고 낫고 싶어한다. 병이 중해질수록 어떤 약물치료라도 받아 도움을 받고 싶어하는 것은 인간의 심리일 것이다. 한편 의사 입장에서는 환자가 어려운 병과 싸우는 애처러운 상황을 모른 척하기도 어렵겠지만, 혹시 어떤 효과를 가져올 수 있을지 모른다는 막연한 기대감으로 이런 저런 새로운 약물을 시도하려는 심리도 있을 것이다. 이러한 양쪽의 기대 심리로 인해 꼭 맞지도 않은 약물치료를 하였던 것으로 추측해본다.

그러나 그 환자는 그 질병 치료에 꼭 맞지 않는 항암 약물을 투여받음으로써 아마 항암제의 맹독성으로 인해 큰 스트레스를 받았을 것으로 본다. 항암치료제의 강한 부작용은 환자의 면역력을 감퇴시켰을 수도 있고, 이미 쇠약해진 몸이 더 견딜 수 없는 한계에 이르게 했을지도 모른다. 결국 환자는 약의 효과를 보기는커녕 독한 항암 약물를 투여받은 이후 얼마 견디지 못하고 세상을 떠났다.

이러한 어려운 질병에 걸리는 경우, 환자들은 불안한 심리와 함께 불안정한 상황으로 돌입하게 된다. 물에 빠져 지푸라기라도 잡으려는 심정과 비슷하여 병원과 의사의 지시에 순종할 수밖에 없는데, 약과 의료에 대한 지식이 낮으면 낮을수록 더욱 순종할 수밖에 없을 것이다.

✚ 과잉 의료 서비스

병원과 의사의 본분은 환자의 병을 치료하여 병을 이겨내게 하는 데 있다. 병원과 의사는 환자 치료를 위해 필요한 과학적, 의료적 지식 및 기술 그리고 제약 및 의료산업에서 개발된 약과 의료기기를 최종 소비자인 환자에게 사용하게 된다.

어떻게 보면 의사와 제약회사는 환자에게 최고의 의료 서비스를 제공하기 위한 동반자 내지는 비즈니스 협력자로서 일을 하게 된다. 의료 서비스에 대한 협력자로서의 장점은 다양한 약물 중 가장 적절한 약물과 의료기술을 선택하여 환자에 최적의 의료서비스를 제공하는 데 있겠다.

하지만 병원과 제약회사의 비즈니스적 공생 협력 관계는 때때로 과잉 진료를 초래하기도 한다. 과잉진료는 의료비 증대 관련 문제뿐만 아니라, 환자의 건강을 더욱 악화시키는 결과를 가져오기도 한다. 이러한 과잉의료서비스는 말기 환자들에게 폐해를 일으켜 경제적인 면뿐만 아니라 환자의 삶의 질과 아름다운 종말에 큰 어려움을 준다.

✚ 내가 암에 걸리면?
암에 걸렸다는 진단이 나오면 어떻게 해야 하나?

암 확정 판결을 받았다고 해서 너무 걱정만 하지는 않았으면 한다. 이는 금방이라도 죽을 사형 선고가 아니다. 암의 생애와 다른 질병의 생애는 크게 다르지 않다. 다른 질병과 마찬가지로 암도 체내 방어 능력이 떨어지면서 발병하는 것이며, 또 치료를 해나가면서 쉽게 나을 수도, 어렵게 오래갈 수도, 그리고 사망에 이를 수도 있다.

그렇게 보면 암의 치료도 그 암의 발병 근원을 파악한 이후에 그에 가장 적절한 치료를 받고 지속적인 관리를 받으며 강한 의지로 면역력을 유지해 나가면 더 오래 생존을 지속할 수도 있다. 어쩌면 미래에 개발될 좋은 약과 함께 최적의 관리로 다른 질병처럼 서서히 완치 수준에 이를 수도 있을 것이다. 그러니 암에 걸렸다고 해서 절대 절망하지는 말기 바란다.

➕ 암 환자와 가족들이 알아 두어야 할 정보

저자가 공유하려는 정보나 의견은 제약사에서 개발되고 있는 여러 약물들을 가지고 국내외 많은 전문의사들과 암에 대한 임상시험을 해가면서 큰 사이즈의 임상시험 환자 데이터를 취합하고 분석한 결과를 리뷰하며, 느끼고 배운 것과 발표된 많은 글과 정보들의 내용을 바탕으로 하는 것이다.

그래서 환자 개개인을 직접 진료하는 전문의사가 가지고 있는 관점과 어느 정도 차이가 있을 수 있을 수 있다. 그리고 복잡 다양한 암 종류들을 일목요연하게 설명하기는 너무나 방대하고 복잡하기에 가능한 지식과 정보를 단순화하여 메시지를 전달하고자 한다.

복잡 다양한 암의 치료는 각각에 해당하는 특정암 분야의 전문 의사들이 가장 잘 알고 필요한 수술이나 항암치료를 해 나갈 것이다.

암의 수술 및 치료와 경과는 어떤 종류의 암이 어느 장소, 어느 단계에 발견되느냐에 따라 달라질 것이다. 아는 바와 같이 대부분 초기에 발견되는 암은 비교적 수술과 치료 및 향후 정기적 체크와 관리를 해나가기가 비교적 수월할 것이다.

하지만 중기 및 말기 암이나 빠르게 진행되는 급성암 종류는 수술과 사후관리가 더 어렵기도 하거니와 병원에서 수술과 항암치료가 끝이 나면 병원을 퇴원해야 하고 그 이후는 환자 혼자서만 암과 싸워야 한다.

대부분 병원 의사들이 가지는 암 환자에 대한 역할은 병원에서의 수술 및 항암치료 과정이 끝나면 그것으로 종료된다. 그 뒤로는 일반 환자신분으로서 의사로부터 더 이상의 상세한 도움이나 역할을 기대하기가 어렵다.

대형병원 의사들은 병원 시스템 상 수많은 환자를 상대한다. 어떤 보고에 의하면 국내 대형 병원에서는 한 의사에 10분당 4, 5 명씩 환자가 대기한다고 한다. 한 환자에게 5분의 시간을 할애해 준다면 매우 고마워해야 할 것 같다. 더우기 의사들에게는 이미 퇴원한 암환자들에 대해 지속적으로 배려할 수 있는 시간과 에너지가 주어지지 않을 것이다.

이러한 의료 서비스의 한계로 환자들은 육체적으로도 매우 힘들고 정신적으로도 어려운 상태에 놓이게 되는데, 퇴원을 한 이후는 대부분 혼자 암과 싸워나가야 하는 외로운 상황이 될 수 있겠다.

그러나 어떻게 자신을 추스리고 암과 싸워 나가야 할지에 대한 적절한 방안이나 지침이 없다. 다만 환자들은 수많은 정보와 돌아다니는 이야기들, 어떤 약물, 자연요법, 대체요법, 그리고 건강기능식품 등의 상술에 기대며 마지막 몇 달 내지 몇 년을 마치는 것 같다.

그러므로 더 효과있는 암치료와 암의 극복을 위해 이제부터 암을 공부하고 관련 치료법과 치료 약물을 배우며, 장기적으로 어떻게 암과 투병하며 나름대로 의미있는 삶을 살아나갈지에 대해 알아보자.

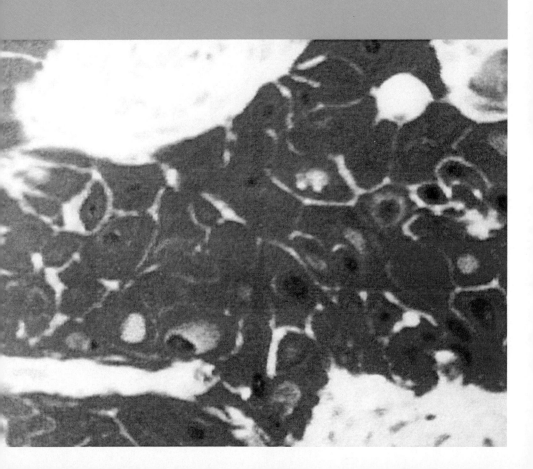

제2장

내가 진단 받은 암은 어떤 암인가?
어떻게 암과 싸워나가나?

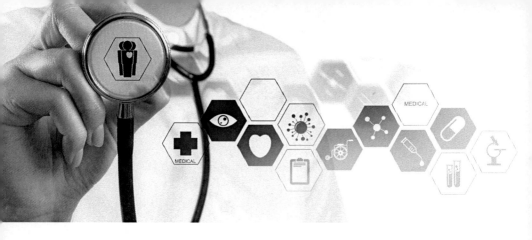

내 자신이 암에 걸렸을 때를 생각해서 다음의 12가지 지식을 습득해 두자.

1. 암의 종류 및 분류

2. 항암제 종류 및 치료에 대한 이해

3. 수술과 항암치료에 대한 이해

4. 항암치료와 치료 후의 환자 생활 및 자신의 관리

5. 암 환자를 위한 임상시험

6. 임상시험의 종류

7. 임상시험에 참여하는 것이 좋은가? 임상시험 참여의 득과 실은?

8. 어떤 임상시험에 참여할까?

9. 삶의 질

10. 호스피스(Hospice)

11. 과잉의료, 과잉치료

12. 독성학(Toxicology)과 일상생활 속의 독성(Toxic)물질

위 12가지의 지식과 정보에 대해 장별로 자세히 설명될 것이다. 어떤 부분은 과학적 전문성이 부족하면 이해하기 어려울 수도 있겠으나 참

을성을 가지고 천천히 읽어보기 바란다.

본책의 정보로부터 암이 무엇이고 어떤 것인가 하는 개념 정리에 도움이 되길 바라며, 여러분이 암 치료 과정 전체를 이해함으로써 암 투병에 대해 더 지혜롭게 대처하여 삶이 좀 더 평안해지길 기원한다.

✚〰 암의 종류 및 분류

암은 암이 발생된 조직의 타입과 암이 발생된 주 기관에 따라 분류를 하며, 또 암세포의 상태와 암의 진행 단계에 따라 구분한다.

영어로 된 과학전문 용어라서 일반인에게는 어렵겠지만, 다음 분류에 대해 개념만 이해하고 자신의 암이 어느 분류에 속하는지 알면 도움이 될 것이다.

A. 발생된 조직의 타입에 따른 암 분류

발생된 조직의 타입에 따른 암 분류는 다음의 6가지로 한다.

- Carcinoma
- Sarcoma
- Myeloma
- Leukemia
- Lymphoma
- Mixed Types

Carcinoma

체표면이나 내부장기의 상피세포에서 발생하는 암으로, 전체 암의 80~90%를 차지한다. Carcinoma는 다시 두 가지로 세분화가 된다.

(1) adeno-carcinoma: 장기나 분비샘의 점액세포막에서 발생

(2) squamous cell carcinoma: 비늘형의 편평상피에서 발생

Sarcoma

뼈, 연골, 근육, 그리고 지방조직에서 발생하는 암

Myeloma

골수조직의 원형질세포(plasma cell)에서 발생하는 암. 예를 들어 Plasma cell myeloma를 '형질세포골수종'이라고 부른다.

Leukemia

혈액세포를 만들어내는 골수에서 발생하는 혈액암이다. 충분히 성숙되지 못한 백색에 가까운 혈액세포를 과잉 배출하므로 흔히 '백혈병'으로 불린다. 지속적으로 만들어지는 미성숙한 혈액세포는 그 기능을 하지 못해 빈혈 및 혈액의 정상 기능 등에 큰 문제를 일으킨다.

혈액암(leukemia)은 다음으로 세분화된다.

- 골수성 혹은 과립구 백혈병: Myelogenous or granulocytic leukemia(백혈세포white blood cell series)

- 어린 임파구의(림프芽球性림프腫) 백혈병: lymphoblastic leukemia
  (lymphoid and lymphocytic blood cell series)
- 진성다혈구증(眞性多血球症): Polycythemia vera 혹은 진성적혈구증
  가증- erythremia(다양한 혈액세포들로 이뤄지나 붉은 세포가 주류임)

Lymphoma

림프종은 림프절이나 림프분비샘, 림프관, 비장, 편도선, 흉선(가슴샘)
같은 곳에서 발생하는 암이다. 혈액암 leukemia는 액체성 암이지만 림
프종은 고체성 암이다. 림프종은 가끔 위장, 유방, 그리고 뇌 같은 곳에
서도 발생한다.

림프종은 두 가지로 세분된다.

(1) Hodgkin lymphoma

(2) Non-Hodgkin lymphoma.

거대 림프세포(Reed-Sternberg cells)가 Hodgkin lymphoma에서 나타
나는 것이 Non-Hodgkin lymphoma 와 다른 점이다.

Mixed Types

혼합형의 암인데 위에 설명한 다양한 암세포 조직이 혼재한 형태의 암
이다. 다음과 같은 예가 있겠다.

- adenosquamous carcinoma
- mixed mesodermal tumor
- carcinosarcoma
- teratocarcinoma

B. 암이 발생된 주 장기에 따른 분류

암이 발생하는 장기에 따라 분류를 하면 폐암, 위암, 대장암, 췌장암, 간암, 뇌암, 구강암, 피부암, 신장암, 방광암, 전립선암, 유방암, 난소암 등이 될 것이다.

C. 암세포 진행 정도에 따른 암의 등급(Grade)

암의 등급은 암세포 주변의 정상적인 조직과의 차별성에 따라 등급 1에서 4까지 주어진다. 암세포가 잘 구분이 되며 주변의 정상세포를 아주 닮아있는 경우는 1 등급이 된다. 그런데 암세포가 주변과 구분이 잘 안 되고 매우 비정상적일 경우는 높은 등급의 암으로 분류된다.
- Grade 1 – 잘 구분이 되며 약간 비정상적인 형태의 암세포
- Grade 2 – 어느 정도 구분이 되며 Grade 1에 비해 좀더 비정상적 형태
- Grade 3 – 구분이 잘 안 되며 매우 비정상적 형태
- Grade 4 – 암세포가 미성숙적이고 원시적 형태를 보이며 주변과 구분이 안 되는 등급

D. 암의 진행 단계에 따른 분류(Stage)

암의 각 단계에 따른 분류인데, 몇 개 타입의 단계화 방식이 있다. 그

중 흔히 사용되는 방식으로 TMN stage가 있다.

TNM staging:

- T(Tumor): tumor size(종양의 크기)에 따른 분류
- N(Nodes): 결절 접점(node) 등의 지역 분포 정도에 따른 분류
- M(Metastasis): 먼거리 전이 정도(distant metastasis)

T

- T0: 종양이 없음(no evidence of tumor)
- T1~T4: 종양의 크기와 주변 조직 관여 정도에 따라 분류됨
- Tis: 암의 원위치 혹은 표피세포에 국한

N

- N0: 림프결절 관여 없음(no nodal involvement)
- N1~N4: 림프절의 관여 정도에 따라 분류됨
- Nx: 림프절의 관여도를 평가할 수 없음

M

- M0: 암 전이가 없음
- M1: 먼거리 전이가 있음

암의 단계는 위의 TNM staging 분류에 따라 아래와 같이 나뉜다.

- Stage 0 (초기): 종양이 원자리나 표피세포에 국한되어 있음
- Stage I (1기): 종양이 원래 발생된 조직 안에 있음
- Stage II (2기): 종양이 국소 부분에 퍼져 있음
- Stage III (3기): 종양이 국소 부분에 널리 퍼져 있고 주변 지역에까지 퍼져 있음
- Stage IV (4기): 종양이 진행되어 먼거리에 퍼져 있고 전이가 되어 있음

Reference: The international standard for the classification and nomenclature of histologies is the International Classification of Diseases for Oncology, Third Edition(ICD-O-3); NCCN(US National Comprehensive Cancer Network)

✚ 나의 암은 어느 분류에 속하며 어떤 유전자 변이를 가졌는가?

위에 분류된 바와 같이 암은 그 진행 단계와 조직 타입, 그리고 발생 장기 위치에 따라서 형태와 특성이 다양하다. 이러한 다양한 암의 특성과 형태뿐만 아니라 관여된 유전인자(BRAF, ALK, EGFR 등) 변이까지 파악해서 암을 치료하는 것이 현대의 최첨단 의과학 기술이다.

병원은 암 환자를 이러한 암 특성에 따라 맞추어서 그리고 암의 진행 정도에 따라서 어떤 암 환자라고 분류를 하여 항암치료를 시도하겠지만, 같은 단계, 같은 조직 타입, 같은 장기 위치에 속한 암을 가진 암 환자들이라도 그들은 항암치료 방식이 꼭 같을 수만은 없다.

왜냐하면 각 암환자들이 가진 특성이 매우 다양해서(유전인자, 대사 능력, 음식 섭취, 생활 환경, 사회문화적 환경 등) 같은 그룹에 있는 암환자들이라도 그들을 치료히는 약물과 재활을 해나가는 방법은 그 환자의 특성에 따라서 달라질 수 있다.

그러므로 암 환자들은 쉽게 돌아다니는 외부의 말을 듣고 이런 저런 약, 한약, 기능식품, 좋다는 음식 등을 함부로 복용하는 것은 오히려 암 치료에 더 위험할 수 있으므로 신중해야 할 것이다. 즉 자신의 암이 어떤 종류의 암인지 정확히 알고 면밀히 대처해야 한다는 뜻이다.

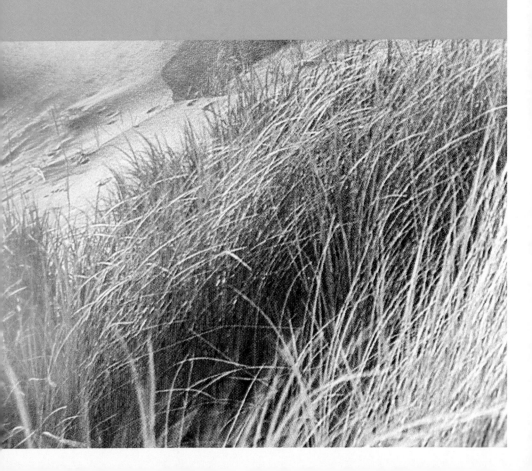

제3장

항암제 종류 및 치료에 대한 이해

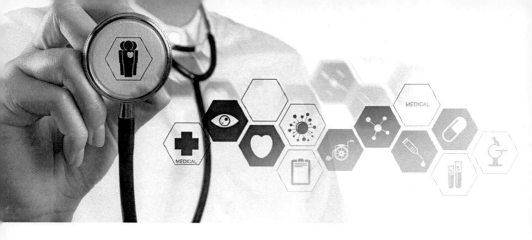

➕ 화학요법(Chemotherapy)

세포에 독성을 주는 약물로서, 세포 내에 존재하는 DNA나 미세소관 (microtubule)을 광범위하게 공격하기 때문에 암세포에 대해서 성장 억제 혹은 사멸 효과를 나타내지만 암과 같이 빠르게 성장을 하는 정상세포 에도 동시에 독성을 끼치는 부작용을 초래한다.

예를 들면, 지난 20여 년 동안 시장을 장악해왔던 Taxol이나 Taxotere 가 대표적인 약물인데, 주목나무에서 약물 성분을 추출하여 정제하여 만든 항암제이다. Weekly, bi-weekly, 혹은 tri-weekly 주기로 환자에게 정맥 투여를 하며 그 항암치료는 환자의 능력과 상태 그리고 약물에 대 한 반응에 따라 투여 횟수가 짧아질 수도 혹은 늘어날 수도 있겠다.

대개 화학요법을 받으면 종양의 크기가 줄어들며 어떤 환자는 드물지 만 종양 덩어리가 없어지는 경우도 있다. 그러나 시기는 환자에 따라 다 르더라도 언젠가는 암의 재발을 보게 된다.

전통적 화학요법의 큰 약점은 부작용(이상반응)이 매우 심한 편이라는 것이다. 탈모, 설사, 호중성 백혈구 감소, 신경장애증, 식욕 부진, 거식증,

수족증, 우울증, 고혈압, 복통, 구토, 근육통, 신경통 등 환자에 따라 다양하게 나타난다.

방사선 치료(Radiation Therapy)

전통적으로 화학요법과 함께 방사선 치료도 함께 사용되어 왔는데 화학요법과 마찬가지로 몸에 손상을 준다. 방사선 치료도 필요에 따라 수술 전에 하기도 하며 혹은 수술 후에 하기도 한다.

표적약물요법(Target drug therapy)

화학요법의 범주에 속하나 암세포의 특정 인자를 목표로 표적하여 공격하는 약물이다.

• 표적항암제와 유전자 변이 검사

암세포는 정상세포와 달리 여러 가지 특이한 표적인자를 보인다. 그러므로 특정 표적항암제 투여를 결정하기 전에 병원에서는 환자의 암에 대한 특정 표적인자들에 대한 검사를 하여 어떤 표적항암제를 투여해야 할지에 대한 분자생물학적 차원의 검사를 한다. 즉 검사 결과에 따라 암의 특정한 표적인자를 향해 공격할 수 있는 맞춤 항암제를 사용하는 것이다.

한 예를 들면, 어떤 유방암 세포는 정상세포에 비해 100배나 많은 'Her2수용체'를 암세포의 외부벽에 포진하고 있다. 이 Her2수용체를 목표로 하는 표적 치료제인 항체약물 '허셉틴'은 암세포 표면에 포진한 Her2수용체에 가서 부착을 한다. 부착이 되고 나면 면역세포 중 Natural Killer Cell이 암세포 표면의 표적수용체에 허셉틴이 결합되어 있는 곳을 공격하여 암세포를 죽인다.

또 다른 예를 들면 암세포는 혈관 생성 유도물질을 스스로 만들어서 자신의 생존과 성장을 위한 영양분과 산소 공급을 위해 미세혈관을 생성해 나간다. 'Axitinib'과 같은 새로운 표적약물은 암세포의 혈관 생성 유도물질에 관련한 세 가지의 수용체를 표적으로 하여 달라붙어 암세포를 위한 혈관생성을 차단시킨다. 그리하여 암의 성장을 방해한다.

표적항암제의 장점은 특정 암의 유전자 변이를 확인한 후 그 변이에 맞는 표적항암제를 투여하므로 약효가 훨씬 높아지는 점이다. 즉 발암과 암세포의 성장에 관여하는 특정 세포분자의 활동을 막거나 방해하여 암이 성장하고 퍼지는 것을 막는 표적약물을 사용한다. 암세포의 특정 부분을 표적으로 삼기 때문에 전통적 화학요법에 비해 약효가 높다.

표적약물의 한계는 암세포가 자신의 특정 부분에 표적약물의 공격을 지속적으로 받으면 암세포는 자신의 생존을 위해 다른 길을 찾아 표적

약물을 무력화시킨다. 즉 약물에 대한 내성이 생겨 암이 재발한다는 것
은 암이 새로운 생존 경로를 찾았다는 것을 의미한다.

그리고 표적약물은 비교적 더 선택적으로 암세포를 목표로 공격하기
때문에 전통적 화학요법에 비해 총체적으로는 부작용이 적은 편이나 약
의 부작용은 여전히 존재한다. 이 의미는 정상 세포에도 암세포가 가진
표적유사물질이 어느 정도 존재하기 때문에 정상세포도 그만큼 약물의
공격을 받는다는 뜻이다.

약물 종류와 환자에 따라 약간씩 다르지만 대표적인 부작용을 보면,
설사, 고혈압 증세, 수족증, 피부 질환, 피부 건조, 가려움, 머리 및 체모
성장의 변화, 갑상선 호르몬 수치 변화 등이 보고된다.

차세대 표적약물은 암세포의 특정한 부분을 공격하는 게 아니라 동시
에 3-4 군데의 부분을 표적으로 하여 공격한다. 현재 발표되는 임상시험
데이터는 기존 표적 약물에 비해 차세대 약물의 효과가 훨씬 나음을 보
게 된다. 즉 종양의 크기가 줄어들거나 괴사시키는 효과가 더 좋고 생존
기간도 기존 약물에 비해 늘어난다.

근래에 사용되는 표적약물의 종류를 보면 (1) TKI(Tyrocine Kinase
Inhibitors) small molecules, (2) 항체(Monoclonal antibody) 형태의 약물이
주를 이룬다. 가격이 매우 비싸고 어떤 것들은 건강보험이 적용되지 않
는다고 한다.

대개 TKI Small molecule 약은 주로 알약으로 구강섭취를 하며 항체
(Monoclonal antibody) 약물은 주기적으로 근육, 피하 혹은 정맥주사를 맞
는다.

✚ 표적약물(monoclonal antibody)에 화학 약물 결합

항체 약물에 화학요법 약물을 부착시켜 환자에게 투여하는 기술이다. 암세포의 표적인자를 향해 가서 항체가 암세포에 부착이 되면서 결합되어 있는 화학요법 약물이 암세포에 퍼져서 효과적으로 암세포를 사멸시키는 약물인데, 무기로 비유하면 미사일 유도탄 정도가 된다.

동물실험 결과는 매우 효과가 높아 보이고 임상 결과도 매우 고무적이다. 몇 개의 글로벌 제약사에서 임상시험 중이며 시판이 기대된다.

✚ 세포자살(apoptosis) 유도제

세포는 DNA 또는 내부 물질에 손상을 받거나 외부 바이러스나 박테리아의 침입을 받아 어려운 상태가 되면 세포 자신이 자살(apoptosis)을 하여 주위의 건강한 세포 및 조직을 보호한다. 즉 세포 내의 자살 신호 유전자 p53(암 억제 유전자)가 켜지며 이어서 분해효소(caspase)의 기능으로 세포가 파괴된다. 그리고 파괴된 세포는 주변의 면역세포에 의해 분해된다.

이렇게 정상세포는 바이러스에 감염이 되면 세포자살을 위해 p53(암 억제 유전인자) 신호가 켜져서 세포 스스로 죽음으로 가는 길을 선택한다. 세포는 감염된 자신을 죽이고 바이러스와 함께 사멸됨으로써 주위의 건강한 세포나 다음 세대의 세포들을 지켜내는 것이다.

그러나 p53(암 억제 유전인자)가 변이되어 그 신호 작동이 되지 않아 세포자살의 기능이 제대로 발휘되지 못하면 이 정상세포는 분열을 지속하여 암세포로 진화한다.

자궁경부암의 주원인은 인두종HPV(human papilloma virus)바이러스이다. HPV바이러스는 정상세포의 p53신호를 방해하는 물질을 만들어 정상세포의 자살을 막기 때문에 정상세포는 지속적으로 분열을 해대는 암세포로 변화한다.

근래에는 p53신호를 방해하는 물질을 표적으로 하거나 세포자살을 유도시키는 물질을 개발하는 연구가 활발하다.

차세대 면역요법(Next generation Immune therapy)

어떤 과정으로든 암이 발생하면 체내에는 면역세포가 활성화되어 암세포를 공격한다. 그러나 암세포는 PD-1(PD - Programmed Death receptor)과 PDL-1등의 지렛대를 이용하여 공격해오는 면역세포를 무력화시킨다. 면역세포를 무력화시킴으로써 암세포는 생존하며 더욱 증식하게 된다.

자세히 설명하면, 면역세포에 있는 PD-1은 면역시스템이 작동을 하지 않도록 하는 브레이크 역할을 하는데, 암세포들은 PDL-1이라는 단백질을 만들고 PDL-1은 PD-1에 결합하여 면역세포가 작동하지 않게 만들어 암세포의 생존과 성장을 지속시킨다. 새로운 PD-1 억제제 면역요법 약물은 PD-1 브레이크를 풀어주는 역할을 하여 면역세포의 작동을 활성화시켜 암세포를 공격하게 한다.

그러므로 이 새로운 면역요법은 암세포를 직접 공격하는 것이 아니라, 암세포가PD-1과 PDL-1 등을 이용하여 면역세포를 무력화시키는 과정을 차단시켜 면역세포를 보호하며 재활성화시켜서 면역세포가 암세포와의 싸움에서 이기도록 도와준다. 최근 임상데이터를 보면 매우 혁신적인 결과를 보여준다.

🩺 차세대 바이러스 백신(Virotherapy)

현재 자궁경부암 예방을 위해 HPV 바이러스 백신을 여성에게 접종을 하는데, 이는 치료가 아닌 예방이 목적이다.

미래의 희망을 보여주는 치료 목적의 바이러스 백신 시험치료의 한 예가 2014년에 보고되었다. 미국 미네소타에서는 말기 골수암 환자인 50대 여성에게 화학요법도 실패하고, 두 번의 stem cell(줄기세포) 이식도 실패했다.

그러나 그 실패 후 매우 높은 용량의 홍역백신을 투여를 받았는데, 3일 후에 암세포 괴사가 시작되어 완치가 되었다는 보고가 있다. 바이러스가 정상세포를 보호하면서 암세포만 죽이는 것으로 보고되었다.

하지만 상용화를 위해서는 더 큰 사이즈의 임상시험으로 증명이 필요하다. 이 예는 새로운 re-engineered 바이러스 항암제 개발의 초석이 되겠다.

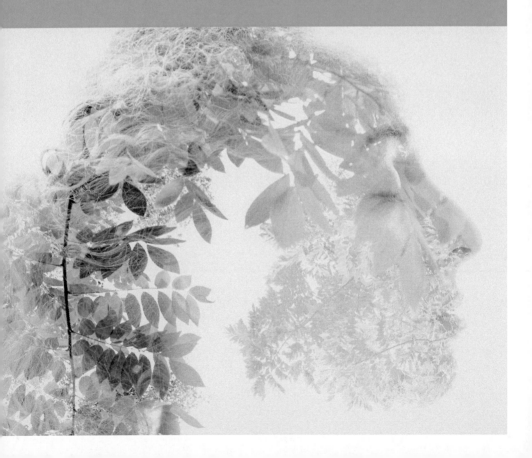

제**4**장

수술과 항암 치료에 대한 이해
– 항암 치료와 환자 생활 및 자신의 관리

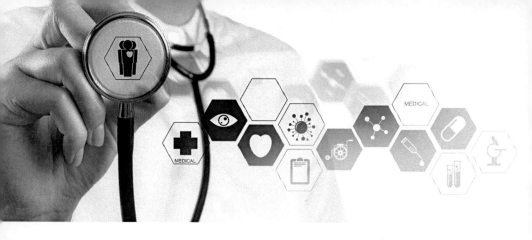

　혈액암과 달리 대개 고형암의 경우는 수술을 받고 항암치료를 받는다. 때로는 수술을 더 용이하게 하기 위해 항암치료를 미리 하여 암덩어리를 축소시킨 후 수술을 하는 경우도 있다. 물론 수술을 하는 이유는 암덩어리를 몸으로부터 제거함이 목적이다.

　초기 암은 그 암덩어리의 크기나 부위가 한정이 되어 있어 제거하기가 수월하나 중기 이상의 암은 제거하기가 초기에 비해 까다롭기도 하고 CT/MRI 상으로 발견된 암조직을 육안으로(Macro) 수술 제거를 하지만 CT/MRI상으로나 수술 중 육안으로 보이지 않는 암세포(Micro level)나 림프절로 옮겨간 미세 암세포들은 수술로 제거해내기가 어렵다.

　즉 Micro level의 암세포를 완벽하게 파악하기도 어렵고, 파악을 한다고 해도 Micro level의 암세포 하나하나를 물리적으로 모두 제거하는 것도 어려운 일일 것이다. 수술 후 대부분의 의사들은 암환자들에게 수술이 아주 잘 되었다고 위로의 말을 할 것이다. 이는 눈에 보이는 암덩어리 제거와 수술 봉합이 잘 되었다는 의미로 해석할 수 있겠다.

　그러므로 수술 후에는 Micro level의 암세포를 죽이거나 성장을 억제시키기 위해 곧바로 항암약물 투여를 몇 사이클 동안 지속시킨다. 하지만 말기 암의 경우는 체내의 여러 곳으로 암세포가 전이가 되어 있는 경우가 많아 수술의 큰 효과를 보기가 어렵기도 하다. 이런 경우에는 주 암덩어리 제거 수술만 하거나 수술 없이 바로 항암제를 투여하는 방법을 택하는 경우가 많겠다.

수술과 향후 항암치료에 대한 결정은 병원의 임상내과전문의와 수술 담당 외과의사가 하겠지만, 환자가 의사와 함께 CT/MRI scan image 사진을 보고 자기 자신의 암 부위와 그 상태를 상세히 아는 것이 나을지 아니면 보지 않고 의사에게 맡겨 두는 게 나을지 생각해 보기 바란다.

✚ 항암 약물 치료로 인한 부작용(이상반응)과 그에 대한 대처

괴로운 항암치료 부작용(이상반응), 어떻게 대처할까?

수술과 수 차례에 걸친 항암 약물 치료를 받은 환자들은 약물로 인한 여러 가지 부작용으로 인해 매우 힘든 시간을 거친다. 어떤 암 환자군으로부터 조사한 결과는 환자군의 1/3이 자살을 생각했다고 하는데, 그 주된 이유는 부작용으로 인한 삶의 질의 저하였다고 한다.

암의 화학요법치료(Chemo therapy)가 시작되기 전에 환자가 미리 알아 두어야 할 주요 지식을 살펴보자.

화학요법은 빠르게 세포 분열을 하는 암세포를 죽이기 위해 사용된다. 그러나 화학요법약물은 암세포뿐만 아니라 몸의 조직 중에 암세포처

럼 세포분열과 성장이 빠른 조직(예들 들어 체모, 백혈구, 구강세포, 손발톱, 위
장내 상피세포, 피부, 면역세포 등등)에도 동시에 독성을 일으키므로 여러 종
류의 심한 부작용을 가져온다.

현재 암 수술과 항암 치료를 살펴보면 암 환자들이 수술 및 항암 치
료를 받으면서 고통스러운 부작용 등으로 기진맥진하며 삶의 의욕을 놓
아 버리고 싶은 경우가 허다한 것 같다.

하지만 이러한 어려움은 극복이 가능하다. 병원의 지침에 따라 부작
용 관리를 잘하고 환자 자신의 체력과 면역력을 잘 유지해나가면 항암
치료가 끝난 후에는 부작용으로부터 완전한 회복이 가능하다.

한 좋은 예를 들면, 초기 유방암 진단을 받은 30 대 후반의 환자가 4
사이클의 항암제 칵테일(세 가지 약물 조합: 허셉틴, 텍소텔, 사이클로포스마이드)
을 투여받으면서 겪은 부작용을 다음과 같이 얘기하였다.

"나는 여성으로서 무엇보다 탈모에 대한 걱정이 많았는데, 탈모는 부작
용 중 가장 덜 고통스러운 것이었다. 몸에 있는 털은 다 빠져버렸고 가발

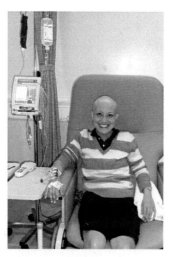

과 모자를 써서 카버했었다. 탈모는 항암
제 투여가 끝난 3개월 후에 다시 체모가
자라나서 그 후에는 정상으로 돌아왔다.
그러나 엘러직 피부발진(allergic rash)과 고
열, 설사, 백혈구 저하증 등으로 겪은 심
한 고통은 너무나 어려웠던 경험이었다"고
한다.

그 환자는 현재 40대 중반이 되었고

가족과 함께 가정생활뿐만 아니라 직장 일도 열심히 하면서 정기적으로 병원 검진을 받으며 건강하게 잘 살아가고 있다.

✚〰 특정 항암제 부작용 대처에 대한 정보 습득

병원의 역할은 암덩어리를 제거하고 몇 차례의 항암 약물 투여를 하는 것으로 대개 역할이 종료된다고 보면 된다. 물론 의사들은 특정 부작용을 억제하기 위한 약물을 처방해줄 것이다. 병원으로부터 부작용 대처에 대한 정보를 제공받겠지만, 부작용의 범위는 넓고 다양해서 환자가 여러 가지의 부작용에 대처할 수 있는 약물과 방법에 대한 정보를 미리 습득하는 것이 필요할 것이다.

보통 부작용이 발생한 후에 대처약물을 받아 쓰는데, 예를 들면 피부 관련 부작용 같으면 미리 예상을 하여 사전에 약을 쓰면 피부 부작용을 더 효과 있게 줄일 수도 있을 것이다. 환자에 따라 부작용은 다양하게 나타나는데, 특정 약물에 대해서는 기존에 발표된 부작용이 있으므로 미리 숙지하여 면밀히 대처하자.

바쁜 의사들과 심도 있는 대화를 나누기를 쉽지 않다. 그래도 환자가 미리 알아보고 논의를 하면 더 나은 효과를 기대할 수 있다고 본다.

🔋 긍정적인 의지와 체력 유지

부작용을 적극적으로 줄이는 한편, 긍정적인 의지를 가지고 자신의 체력을 유지하도록 노력하면 항암치료 효과도 더 나아질 것이다. 왜냐하면 더 나은 체력은 면역력을 상승시켜 암세포와 지속적으로 싸울 수 있게 해주기 때문이다.

식욕이 전혀 없더라도 되도록 조금씩이라도 먹으려고 노력하고, 필요하면 혈관을 통해서라도 영양제를 몸속으로 주입하는 것이 좋다. 건강관리에 대해서는 구체적인 정보가 병원으로부터 제공될 것이다.

항암치료로 부작용이 너무 심해 몸과 마음이 쇠약해지고 따라서 면역력이 현저하게 떨어져 항암치료 효과가 좋지 않다고 가정을 한다면, 차라리 항암치료를 받지 않은 편이 삶의 질뿐만 아니라 생존기간 면에서도 환자에게 더 유리할지도 모른다.

그러니 항암치료 효과를 극대화하기 위해서는 환자 자신이 부작용을 최대로 완화시킬 수 있는 방법을 모색하고 체력과 면역력을 유지할 수 있도록 노력해야 한다.

🔋 재활프로그램 (Rehabilitation Program)

위의 생각들은 의사나 과학자들이 줄곧 주장해왔던 것들인데, 이를 구체화하는 논문이 나왔다. 본 논문에 의하면 암환자를 위한 복합적인 'Rehabilitation Program'(재활프로그램)이 긍정적인 효과를 가져왔다고 한다. 이 프로그램에서 주장하는 Key words는 'Exercise(운동), Nutrition(영양), and Symptom control(부작용 증상 조절)'이다. 결국 앞에서 언급한 부작용 완화와 영양 보충, 그리고 체력 유지와 일맥상통하는 것 같다.

Reference: Canadian Medical Association Journal, July 24,2014

✚ 수술과 항암치료 이전에 하는
사전 재활프로그램 (Pre-Rehabilitation Program)

대부분 수술이 끝나면 환자들은 빠른 회복을 위해 재활프로그램을 받는다. 하지만 수술 시작 몇 주 전부터 미리 이와 같은 재활프로그램(사전 재활프로그램)을 받는다면 회복이 더욱 빠르다는 보고서가 있다.

항암치료를 시작하기 전에 '사전 재활프로그램'을 받는다면 허약한 환자나 노인환자들이 항암치료를 더 잘 견디어낼 것이라고 한다. 77명의 수술을 앞둔 대장암 환자를 대상으로 에어로빅이나 체력강화 훈련을 시키고, 영양사로부터 잘 준비된 영양식사를 하도록 카운셀링을 받고, 심리학자로부터 근심 걱정을 완화시키는 훈련을 받게 하였다.

시험 대상 중 절반의 환자들은 수술 약 25일 이전에, 그리고 다른 절반의 환자들은 수술 직후에 프로그램을 시작하도록 하였다. 수술 2개월 뒤에 두 그룹을 비교 시험하였는데, 6분 동안 걸을 수 있는 거리 측정을 하였다.

예상대로 수술 이전에 재활프로그램을 받은 환자들은 그들이 프로그램 시작 때 걸었던 거리 보다 23.7m를 더 걸었으나 수술 이후에 재활프로그램을 받았던 환자들은 21.8m를 적게 걸었다고 보고하였다. 20m 이상의 차이는 임상적으로 유의한 의미가 있다고 한다.

Reference: Dr. Julie Silver, a physiatrist at Spaulding Rehabilitation Hospital in Boston, Journal *Anesthesiology*, 29 Oct 2014

✚〜 암환자를 위한 물리치료사

이 보고는 미국 병원과 암센터의 시스템 안에서 움직이는 암환자를 위한 물리치료사에 대해서도 소개한다. 한국의 병원에서는 아직 암환자를 위한 전담 물리치료사가 없지만 앞으로는 매우 필요한 부분이라고 생각한다. 왜냐하면 암환자에 대한 물리치료는 삶의 질뿐만 아니라 생존 연장에도 도움을 주기 때문이다.

이제 막 암 확정 진단을 받은 환자가 미국 병원이나 암센터에 들어가면서부터 암치료와 관련된 간호사, 의사보조원, 사회봉사자, 그리고 의사 등 여러 사람들을 만나게 된다.

암치료의 발전은 환자들이 암 확정 후에 더 오래 생존을 하는 데 도움을 주었다. 하지만 많은 환자들은 항암치료로 인해 치료 중에나 치료가 끝난 후에도 삶의 질이 떨어지는 것을 경험한다. 물리치료사들은 암 치료팀 중에서도 특별한 역할을 하는데, 환자들이 항암치료나 암 질병 때문에 겪는 물리적 기능의 문제를 평가하고 그 어려움을 도와주거나 해결해 준다.

질문1 암치료팀에서 물리치료사는 어떤 역할을 하는가?

일반인들이 생각하는 물리치료사들이 스포츠와 관련된 근육이나 뼈의 부상을 돌보는 것이 아니라, 암치료팀의 물리치료사는 환자의 여러 종류의 기능 문제를 도와준다. 예를 들면, 심장, 폐, 신경, 피부, 골반 저 기능, 귀내부 등과 관련된 기능저하 등의 치료를 도와준다. 환자의 일상 생활에 있어서 물리적인 기능이 더 원활할 수 있도록 개인별 맞춤형 물리치료 서비스를 하는 것이다.

암으로부터 생존을 위해서는 삶의 질이나 물리적 기능을 적정화해야 한다. 암치료 시작 전에 암치료의 부작용을 대비해서 미리 준비하는 체력강화 프로그램, 그리고 항암치료 중에 환자들이 체력을 유지할 수 있도록 통증을 줄이고, 피곤증을 낮추며, 몸의 밸런스, 걸음걸이와 전체 몸의 움직임이 원활하도록 돕는다. 그리고 생의 마지막 부분에서도 효과적인 물리치료를 제공하여 환자에게 도움을 준다.

물리치료사는 한편으로는 의사의 주문과 항암치료 그리고 다른 한편으로는 암 진단 전후 전반적으로 환자의 일상생활을 연결을 하는 다리 역할을 하는 것이다. 환자가 양쪽 과정을 잘 이해하고 스스로 관리하며 암치료를 안전하게 받을 수 있도록 도움을 준다.

물리치료사가 환자를 위해 일상적으로 하는 가장 중요한 일은 무엇인가?

물리치료사는 환자의 상황을 잘 파악하여 환자에게 필요한 사항을 잘 알아내야 한다. 환자에게 귀를 기울이며 그들에게 무엇이 중요한지를 파악하는 것이다. 암진단으로 인해 의기소침해진 환자들이 자신감을 되찾을 수 있도록 항상 긍정적이고 격려하는 태도로 이를 돕는다.

구체적 도움을 열거하면, 환자가 호흡을 수월하게 하며, 환자가 가족원을 안을 수 있게 하거나, 도시의 거리를 걷게 하거나, 심지어는 조깅을 하도록 돕는다. 그리하여 환자 삶의 질을 높이는 것이다. 환자에게 어떤 작은 목표를 설정하게 하고 그 목표를 달성하도록 보조하며, 환자로 하여금 혼자서 암과 싸우는 외로운 처지가 아니라는 것을 각인시킨다.

질문3 환자는 어떻게 물리치료사와 소통을 하고 물리치료를 잘 받을 수 있나?

물리치료사는 환자에게 그들의 두려움과 어려움에 대해 마음을 열고 대화하기를 격려한다. 그리고 환자가 물리치료사에게 질문을 하도록 유도하며 치료에 관한 어려움에 대해서 서로 논의하도록 한다. 환자는 그들이 물리치료사에게 그들의 느낌을 얘기해야 한다. 환자는 물리치료사에게 의사의 추천이 없이도 직접 접촉을 할 수 있다.

미국에서는 물리치료사를 찾을 수 있는 온라인American Physical Therapy Association Website가 있다. 그 Website를 통해 원하는 지역의 물리치료사를 찾을 수가 있다.

한국에서도 이런한 전문적인 암환자를 위한 물리치료사 서비스 시스템을 구축할 필요가 있겠다.

Reference: Sharlynn Tuohy, PT, DPT, MBA, Director of Rehabilitation at Memorial Sloan Kettering Cancer Center ((MSKCC), and Jean Kotkiewicz, PT, DPT, CLT, Supervisor, Inpatient PT at MSKCC; September 23, 2014

🩺 암 확정 자체가 정신건강에 주는 스트레스와 피해

암 확정 진단을 받은 환자들의 삼분의 일 정도가 심각한 디프레스 등의 정신적인 질환을 겪는다. 많은 사람들이 암진단으로부터 스트레스를 겪는데, 많은 사람들에게 암진단 확정은 엄청난 정신적 심리적 장애를 초래한다.

진짜 암이 맞을까? 왜 내가 암에 걸려야 하지? 앞으로 어떻게 지내야 하나? 바깥 세상에 대해 원망과 저주 등 여러 형태의 심리적 과정을 거쳐간다. 이는 일반인들이 겪는 정신적 불안정보다 훨씬 높기 때문에 의사는 암 환자들이 정신적인 불안과 스트레스를 풀거나 완화할 수 있는 처방이나 치료를 권장해야 한다고 관련 연구보고서는 주장한다. 왜냐하면 장기간의 정신적 불안과 스트레스는 더 높은 리스크를 가져오기 때문이다.

흥미로운 점은 유방암이 다른 암에 비해 더 나은 치료와 예후를 보이는데도 불구하고 유방암 환자들이 다른 종류의 위암이나 췌장암 등의 치명적인 암을 가진 환자들에 비해 더 심각한 정신적인 불안을 겪는다고 한다.

그 이유를 분석해본 결과 여성이 남성에 비해 암 발병에 대해 더 민감해하고 감정을 더 공개적으로 표시하기 때문이며, 유방절제 수술이 육체적인 모습의 변화를 가져와서 여성의 존재감에 치명적인 결함을 준다는 점에서 유방암 환자의 정신적인 스트레스가 더욱 높아지는 것으로 분석한다.

유방암 환자의 정신적인 스트레스를 표현하는, 김연수 작가의 소설 중에 나오는 글을 인용해본다.

"한쪽 가슴을 잘라내야만 하거든……. 사실 나도 어떻게 될지 몰라요. 왼쪽 가슴만 잘라내면 되는 일인지. 아니면 더 많은 것들을 잘라내야만 되는 일인지. 의사도 모르고 가족도 몰라. 아는 사람이 아무도 없어요.그럴 때는 무척 외로워. 나 자신한테도 외롭다니까. 앞으로 한 십 년쯤 아니 십 년은 너무 과한 욕심이고, 당장 내년 이맘 때는 어떨까? 햇살은 여전히 이렇게 뜨거울까? 내년에도 더위에 지친 사람들은 길 밖으로 나갈 엄두도 내지 못하고 다들 저렇게들 앉아 있을까?……."

Reference: 김연수 소설, 세계의 끝 여자친구

가장 대표적인 정신적인 불안은 과도한 근심, 걱정과 적응 결핍 문제를 꼽는다. 적응 결핍 문제는 위기에 적응과 대응을 못하고 일상생활을 제대로 영위하지 못하기도 하며, 주위 사람들과 적절한 관계를 유지하는 데에도 어려움을 겪는 것이다.

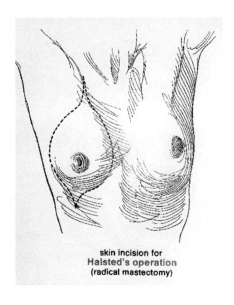

skin incision for
Halsted's operation
(radical mastectomy)

[한쪽 유방 절제 그림]

✚ 암환자를 위한 정신적인 보조 및 완화 요법

  암이 발생을했다고 진단받는 것은 사람들에게 매우 두렵고 극도의 스트레스를 가져다주는 일일 것이다. 사람마다 그에 대한 반응은 조금씩 다르지만 대부분의 일상생활에 큰 영향을 끼친다.

  2014 년 10월 6일 발표된 Journal of Clinical Oncology(JCO)의 한 연구 보고서는 약 1/3의 암환자들은 두려움과 우울증, 그리고 부적응의 문제를 경험한다고 한다. 부적응의 문제는 암 진단으로 인해 생기는 생

활의 큰 변화가 초래하는 스트레스가 주가 되겠다.

18~20%의 일반인들이 정신적인 스트레스를 경험하는 반면, 42%의 유방암 진단 환자, 41%의 머리, 목 암환자, 39%의 피부암환자 등은 이러한 부적응의 스트레스에 크게 영향을 받는다.

이러한 암 진단으로부터 일어나는 감성적인 변화는 흔히 있는 일반적인 스트레스와 다르지 않다는 것을 암환자에게 잘 설명하여 암환자와 그 가족들이 이러한 어려운 변화를 잘 헤쳐나갈 수 있게 도와야 한다.

의료팀들에게는 이런 어려움을 도울 수 있는 방법들이 여러 가지가 있을 것이다. 의사들은 병원에서 지원되는 보조 치료, 그룹 치료, 정신과 전문의, 정신 상담요원 등을 환자의 심적 스트레스 완화를 위해 권장할 수 있을 것이다.

5~10시간 정도의 카운셀링이나 정신적인 보조 및 완화 요법 또한 환자에게 크게 도움이 된다고 한다.

의료팀은 패닉 상태까지 이를 수 있는 환자들에게 다음과 같이 잘 설명하고 치유해야 할 것이다. 이러한 정신적, 감성적 어려움을 겪는 당신은 외롭게 격리되는 상황으로 가지 않으며 곧 극복할 수 있다는 긍정적인 마음을 만들어주어야 한다. 그리고 최선의 정신적 치유 방법을 동원해서 이러한 현상이 길게 나타나지 않도록 도와야 할 것이다.

Reference:Journal of Clinical Oncology, Oct 6, 2014

✚ Cost/Risk/Benefit (비용/위험도/혜택) 평가

어치피 수술 및 항암치료를 시작해야 한다면 치료에 대한 Cost/Risk/Benefit 평가를 잘해서 그 Benefit을 높이도록 하자.

제대로 평가를 하기 위해서는 자신의 암에 대해 필요한 정보를 수집하고 공부를 하자.

암의 투병은 긴 세월을 거쳐가면서 해야 하는 것이다. 암 진단 시작부터, 수술, 항암제 투약, 재활 및 회복, 건강한 일상생활 복귀, 암의 재발, 암의 재치료, 암의 말기에 대한 대응, 과잉치료, 삶의 질, 호스피스 등의 각 단계를 지나가면서 그 때마다 필요한 정보를 바탕으로 cost/risk/bebefit 평가를 해야 할 것이다.

병원과 의사는 암 제거와 치료에 큰 도움을 주지만, 환자 자신이 암과 그 치료에 대해 지식을 습득하고 헤쳐나가면 더 나은 결과를 볼 것이며, 보다 나은 삶을 꾸려갈 수 있을 것이다.

암 환자를 위한 임상시험

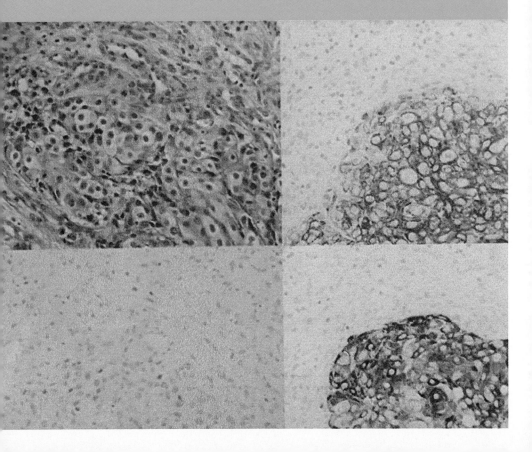

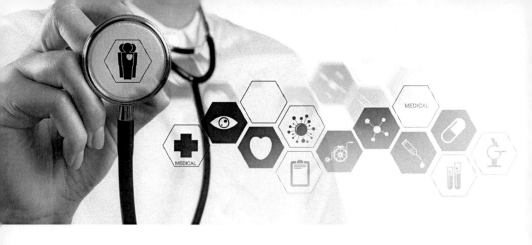

🔧 신약 개발 과정과 임상시험

신약 개발 과정에는 수많은 작업이 진행이 되는데, 크게 실험실 연구 (Lab tests), 동물실험(여러 종류의 실험동물모델 사용), 그리고 임상시험(인체시험)으로 구분한다. 이해를 돕기 위해 주요 단어를 정리해 보자.

- 비임상시험 – 임상시험 이전에 수행하는 시험, 실험실에서 수행하는 전반적인 실험연구과 동물실험을 포함한다.
- 임상시험 – 인간에게 직접 약물을 투여하는 시험으로, 비임상시험 결과가 안전하고 양호하다고 판단되면 임상시험으로 진행시킨다.

실험실로부터 수많은 테스트 과정을 통과해서 올라온 후보약물들은 여러 종류의 동물모델 실험과 임상시험 단계들을 거치게 되는데, 처음 시작부터 임상 마지막 단계까지 성공적으로 통과할 확률은 평균 5% 정도밖에 되지 않는다고 한다. 그리고 개발 시작부터 임상 3상 종료와 판매승인까지보통 15년 정도가 걸린다.

이런 낮은 성공확률과 오랜 개발 시간 때문에 출시되는 신약의 약값이 엄청 비싸지리라 본다. 물론 비싼 약가에는 다른 상승 요인들 내지는 거품이 숨어 있을 수 있다.

정부는 약값를 낮춰 승인을 해주려 하고 제약사는 '약물경제성 평가'라는 작업을 통해 가격을 올려 받으려는 싸움이 일어난다. 약물경제성 평가를 하는 업무도 제약업계에서는 Professional 한 직업 중의 하나다.

🏥 임상시험의 종류

인체에 투여하는 임상시험은 크게 다음과 같이 구분할 수 있다.

• 생동성 시험 – 개발하는 약물이 기존 비교대상의 약과 약효와 안전성 등이 동등한지를 보는 인체시험이다. 주로 복제약을 만들 때 수행한다.

• 임상1상 – 비임상시험을 통과한 약물을 소수의 피험자를 대상으로 약의 적정 투여량을 파악하면서 약의 안전성(독성)을 평가하는 시험

• 임상 2상 – 임상 1상에서 파악된 데이터로 더 많은 환자군(약50- 200명)에 적정량의 약을 투여하여 약효 및 독성을 평가하는 시험

•임상 3상 – 임상 2상의 결과가 양호할 때 고액의 투자비용이 들어가는 3상시험으로 간다. 글로벌 3상 항암제 임상시험은 보통 400-1,000명의 환자군을 필요로 한다. 임상시험의 환자 수는 필요로 하는 임상연구의 구체적 목표와 그에 따르는 데이터 통계분석 방법에 따라 결정된다.

투자 예산은 환자 수와 임상시험 디자인에 따라 차이가 나겠지만, 3상 임상시험 하나를 마치는 데 1천억 원까지 비용을 예상해야 할 것이다.

✚〰 임상시험은 어떻게 수행되나?

임상시험을 수행하면서 제약사는 임상시험에 참여하는 환자(피험자)들에게 일어나는 약의 모든 안전성(부작용, 이상 반응)과 효능성에 관한 데이터를 취합한다. 임상시험의 약 투여 중에 일어나는 환자의 부작용에 대해서는 프로토콜에 근거하여, 그리고 제약사 측 전문가들과 임상시험에 참여하는 병원측 연구 의사와 함께 최선을 다해 환자 보호를 위한 대응을 해나간다.

모든 임상시험에 참여하는 환자들에 대해 프로토콜에 정해진 기간 동안 임상약을 투여하고 임상시험 완료까지 전체 환자의 데이터(효능성, 안전성)를 모아 분석한다. 약효에 대한 통계를 분석하여 시험약물이 임상

통계학적으로 유의하게 우월한 약물인지 아닌지 결론을 내린다. 안전성에 관한 분석은 기존의 대조약물에 비해 신약의 독성이 환자에게 유리한지 더 나쁘지는 않은지 등에 대한 보고서가 만들어진다.

임상시험 규정에 따라 임상시험 개발 과정에 대한 정기적인 감사가 진행되며 감사 보고서의 기록이 남겨진다. 그리고 취합되는 데이터(약효, 안전성)에 대한 객관적인 평가가 제3의 독립된 평가위원회(Independent Review Committee)에 의해 주기적으로 이루어진다.

임상시험이 진행되는 동안 각 분야의 담당자들이 맡은 책임을 충실히 수행해야 하고, 모든 사항들이 기록으로 남겨지기 때문에 임상개발 과정은 투명하다. 그러므로 글로벌 수준의 임상 3상 시험에 참가하는 피험자는 매우 높은 양질의 의료 서비스를 받는다고 본다.

글로벌 임상3상 하나를 하는 데 드는 비용이 5백억 - 1천억 정도가 되는데, 임상시험에 참여하는 회사나 기관들을 나열해 보면 다음과 같다. 병원(연구기관), 임상 연구(CRO, Clinical Research Organization) 회사, 통계분석, 임상시험 프로그램 및 전산시스템 관리 회사, 종양 CT/MRI 영상 분석회사, 환자 시료 분석회사, 약물 조달 공급회사, 약물 및 시료 배달회사, 임상시험 윤리위원회, 데이터 관리 및 통계 분석회사, 시험기기 관리회사 등이 있다.

첨단과학 및 고도의 의학적 지식이 투입되고, 정제된 엄격한 규제법과 그 규정에 따라 임상시험을 하고 데이터를 취합 분석 보고를 해야 하는 시스템으로 인해 임상시험 자체로만으로도 하나의 거대한 산업군을 이룬다.

임상시험 관련 사업은 공장을 짓는 것처럼 큰 시설투자 비용이 들지 않고 Software 및 전문인력 확보 및 관리가 핵심이며 사업경쟁력이 된다.

임상시험 연구 참여 기관들의 구성

• Sponsor – 제약회사는 임상시험에 필요한 프로토콜 개발 및 전 예
산을 지원하며 임상시험 결과물을 제약회사가 시장승인을 목표로
하는 각나라 정부에 분석 보고를 한다.

• CRO(Clinical Research Organization) – CRO는 훈련된 직원을 해당 병
원으로 정기적으로 보내 프로토콜에 따라 임상시험 연구자(병원 의
사, 간호사)들이 투약하는 항암제, 환자 반응, 정기적 검진 및 테스트,
메디컬 기록 등의 정확성을 체크한다. 그리고 지속적으로 연구담당
자들과 교신을 하여 환자의 안전을 보호하며 수집되는 피험자 데이
터를 정확히 하기 위해 기술적인 지원을 한다.

• Data management & 통계분석 – 주로 CRO회사에서 이 업무를 같
이주관을 하나 따로 독립적인 회사가 운영하기도 한다. 임상시험 피
험자의 증례기록서로부터 데이터를 정확히 Database로 이관을 하
여 임상시험 보고서 작성을 위한 데이터를 분석하고 데이터가 통계
학적으로 임상시험 목표를 달성하는지 아니면 실패에 그치는지에
대한 분석업무를 주관한다.

• SMO(Site Management Organization) – SMO 회사는 전문 보조연구원
을 훈련 관리하며 병원에 파견하여 연구의사를 돕는다. 파견된 전
문 보조연구원은 병원에서 일어나는 임상연구와 관련된 여러 가지

일을 연구의사의 지시를 받고 관리하며 문서화하는 역할을 한다.

• **병원, 임상연구의사, 그리고 연구간호사** – 스폰서 회사로부터 받은 임상프로토콜에 따라 환자에 투약을 하고 관리하며 환자로부터 나오는 임상 데이터를 CRO의 전산시스템(증례기록서)에 입력한다. 그리고 필요한 임상 시료를 분석기관에 보내거나 자체 병원 실험실에서 분석하기도 한다.

• **병원 임상 윤리위원회** – 병원의 임상 관련 전문의들과 비전문가(변호사 혹은 종교인)로 구성이 되며, 임상시험 자료를 검토 후 병원에서의 임상 수행에 대해 승인 여부를 결정하는 역할을 한다. 그리고 임상시험 진행에 대한 정기적인 보고를 받으며 문제가 있을 경우는 시정을 요구하며, 심각한 경우에는 임상시험 진행을 취소시킬 권한을 가지고 있다.

• **Central Lab**(시료 분석 회사) – 환자의 혈액이나 신체의 여러 장기 및 기관의 정상 여부 확인을 위한 바이오마커(Biomarker)를 측정하기 위해 병원으로부터 임상시험 피험자인 환자의 시료 샘플(혈액, 소변 등)을 받아서 분석 및 보고를 한다.

• **Logistic 및 전산시스템 관리 회사** – 수 십 내지 100개가 넘은 임상시험 병원과 임상시험에 관련된 여러 기관에 있는 스태프들이 동시에 정보를 주고 받고, 필요한 업무를 차질없이 수행할 수 있도록 개

발된 프로그램을 이용하여 임상시험이 끝날 때까지 오차가 없도록 커뮤니케이션을 한다.

• 종양 CT/MRI사진 분석 회사 – 영상 사진 분석 회사는 임상시험 참여 병원들로부터 측정한 환자의 CT/MRI 종양 사진을 받는다. 분석 회사는 받은 사진의 암덩어리(Tumor) 크기를 국제기준으로 판독하여 암 성장의 진행 여부를 최종 판단하는 업무를 한다. 병원 연구자의 판단에 더하여 암의 진행 여부, 즉 약효의 판단에 대한 객관성을 높이는 제 3회사의 분석 작업이다.

• 임상 약물 관리 및 전달 회사 – 약물의 종류에 따라 다르지만 특정한 보관 상태를 유지하여 약물이 제조 공장, 도매상, 보관 창고 등을 통과하여 병원까지 제대로 전달되게 하는 업무를 담당한다. 그리고 정확한 양의 시험약물을 필요한 병원에 필요한 시간에 맞춰서 배달함으로써 필요한 환자의 약물 투여에 문제가 없도록 한다.

• 임상환자 시료 수집 및 전달 회사 – 환자 시료는 분석 실험실에 도착할 때까지 특정한 보관 기준이 필요하며 신속한 배달을 요하는데, 전문 서비스 회사는 이러한 필요를 충족시킨다.

글로벌 임상시험 기준(GCP: Good Clinical Practice)

위에 열거한 모든 기관과 회사들은 글로벌 임상시험 기준(GCP: Good Clinical Practice)에 맞춰 일을 한다. 하지만 오차나 문제가 생기지 않도록 이런 회사들을 관리해야 하는 것은 결국 Sponsor회사의 몫이고 책임이다.

이러한 다양 복잡한 GCP 규정에 의거한 서비스 업무로부터 나오는 총체적 데이터 질(Data Quality)이 개발하는 의약품의 판매 승인 여부를 결정한다. Data Quality는 임상시험을 진행해 나가면서 정기적으로 감사를 받는다. 그리고 최종적으로 판매허가 승인을 심사할 때 정부당국으로부터 실사(Inspection)를 받는다.

임상시험 내용과 결과는 엄중히 심사를 받으며 Data Quality에 큰 문제가 있는 경우에는 개발 의약품의 허가는 기각될 것이다.

임상시험에서 환자 보호는 어떻게 하나?

임상시험은 왜 하는가? 제약사 입장에서 보면 개발 신약 판매허가를 받기 위해서는 반드시 신약에 대한 임상시험 데이터를 가지고 정부 당국으로부터 검정을 받아야만 한다.

임상시험을 한다면 크게 세 곳의 법 또는 규정을 준수해야 한다.

(1) ICH(International Harmonization Conference)에서 주관하는 글로벌 임상시험 기준GCP(Good Clinical Practice) 와 (2) 각 나라 정부 당국의 임상시험 윤리위원회에 대한 자체 규제법 및 규정이 있고, 그리고 (3) 각 병원의 임상시험 윤리위원회의 규정이 있다.

신약개발에 대한 법과 규정은 다른 산업 및 상법에 비해 더 보수적이고 엄격하며 까다로울 것이다. 제약사들은 이러한 법과 규정에 따라서 임상시험을 수행하고 Quality 데이터를 만들어야만 한다.

정부 당국은 판매허가 신청서와 임상시험 결과 보고서를 받은 후 자료를 검토하며 개발 회사에 실사(inspection)를 나가기도 한다. 만약 자료에 심각한 문제가 있거나 규정위반이 어느 기준을 넘으면 신약 판매 승인은 취소될 것이다.

그러므로 임상시험은 과거 세계대전 전후에 발생했던 피험자가 인간적으로 보호받지 못하는 실험 동물과 같은 처지가 되는 경우는 없을 것이다. 이전에 어떤 후진국에서는 동물실험 경험 이전에 사람에게 투여하는 사고가 발생하였으나 한국의 임상시험 수준은 이미 글로벌 수준이므로 이런 염려는 하지 않아도 되겠다.

엄격한 법과 규정의 보호 하에 임상시험이 진행되며 일반 환자들은 접해볼 수 없는 가능한 모든 관련 과학, 의학적 지식이 총 동원되는 새로운 기술의 약물을 접해 효과를 볼 수 있는 좋은 기회가 되기도 한다.

임상 기간 중에는 임상 연구의사와 연구간호사들이 스폰서 회사에서 제공하는 임상 프로토콜에 따라 임상약을 투여받는 환자의 상태에 대해 면밀한 관찰을 하며 보고를 해야 한다. 임상프로토콜은 임상시험을 어떻게 진행해야 하는지 상세하게 설명하고 있으며 임상시험 기간 중에 환자를 어떻게 돌봐야 하는지 등에 대해서도 자세히 기술한다.

따라서 임상시험 참여 환자의 입장에서 보면 일반 환자들에 비해 병원으로부터 훨씬 더 세심한 치료와 관리를 받는 장점이 있겠다.

임상 투여 약물과 부작용을 대처할 약물, 그리고 임상시험이 끝날 때까지 정기적인 관리 및 암 재발 확인 체크에 들어가는 모든 비용은 제약회사에서 부담을 하여 임상시험에 참여하는 환자는 어떤 비용도 지불할 필요가 없다.

임상 기간 동안 정기적인 병원 방문 때마다 소정의 교통비를 지급받기도 한다. 만약 임상시험 중 투여받은 약물의 부작용으로 인해 심각한 손상을 입거나 사망을 하는 경우에는 스폰서 회사의 보험으로부터 보상을 받게 된다.

✚ 피험자들이 모두 개발되는 신약을 투여받을 수 있는 것은 아니다

가끔 대조군이 없이 신약군만의 임상시험들도 있지만, 대부분의 신약개발 임상 3상 시험은 이미 사용되고 있는 기존 약물(대조약)과 비교를 해서 우월성을 증명해야 하는 디자인이다. 그렇기 때문에 50%의 환자는 대조약을 투여 받게 되고(대조군) 나머지 50%는 신약을 투여 받게 된다(신약군). 즉 피험자로 신약을 투여 받을 수 있는 확률은 50%이다.

대부분의 임상시험은 컴퓨터 시스템을 통해 이중맹검(double blind)으로 피험자를 대조군과 신약군에 무작위 배당을 한다. 그렇기 때문에 환자도 의사도 임상시험이 완료될 때까지 특별한 사유가 아니면 환자가 어느 군에 속해지는지 알 수가 없다.

만약 피험자가 기존 대조약을 투여받을 확률 때문에 임상시험 참가가 꺼려진다면 참가하지 않을 자유가 있다. 하지만 그냥 일반 환자로 병원 항암치료를 받는다 해도 기존 시판되는 수준의 약물(대조군)밖에 선택의 여지가 없다. 왜냐하면 개발 중인 후보신약은 시장에서 유통될 수가 없기 때문이다.

피험자 자신이 신약군에 속하는지 대조군에 속하는지 알 수가 없어 유감스럽지만 피험자가 대조약을 투여받더라도 신약 투여 피험자와 똑같이 병원으로부터 무료로 정기적인 건강관리와 암재발에 대한 CT/MRI 검사를 받는다. 그리고 임상 연구의사 및 간호사로부터 세밀한 관리를 받으므로 일반 환자에 비해 더 나은 혜택을 받는다고 보겠다.

✚ 피험자는 정기적으로 병원을 방문해서 검진 및 검사를 받아야 한다

불편한 점을 꼽으라면 신약 투여군이나 대조약물 투여군이나 모두 임상시험 기간 중에는 프로토콜에 따라 약물 투여 기간 동안 정기적(예를 들면, 매달 혹은 두 달에 한 번, 임상 후반에는 3~4달에 한번)으로 병원에 가서 검사를 받아야 하는 것이다.

그러나 일반 암환자들도 정기적으로 병원을 방문해서 검진을 받는 것을 생각하면 많이 불편한 일이 아닐 듯하다. 더구나 일반 암환자와는 달리 모든 검진 및 검사 비용이 무료이고 소정의 교통비까지 지급되니 손해 보는 일은 없다고 보겠다.

➕ 누구나 다 임상시험에 참여할 수 있나?

그렇지 않다. 일단 환자는 임상 참여 동의서를 읽고 내용을 이해한 후 동의서에 서명을 해야 한다. 동의서에 사인을 한 후에 병원에서는 피험자 자격을 판별하기 위해 스크리닝 테스트(Screening test)를 수행한다.

보통 혈액검사(Blood chemistry, Hematology), CT/MRI 종양 영상검사, 해당 장기 기능 검사, 체력검사 등 필요한 여러 가지 테스트를 수행하게 된다.

특정한 임상시험에 참여하기 위해서는 그 임상 프로토콜에서 요구하는 피험자 Inclusion/Exclusion Criteria(합격 및 불합격 기준)가 있는데, 이 기준을 충족할 수 있으면 참여할 수 있다.

임상시험 목적에 따라 필요한 시험자의 자격 범위는 넓지 않기 때문에 Screening test 후에 기준을 충족하지 못하면 그 임상시험의 피험자가 될 수 없다.

✚ 임상시험 참여의 득과 실

위의 설명을 근거로 하면 임상시험 참여가 실보다는 득이 훨씬 많은 것처럼 보인다. 사실 저자가 볼 때도 실보다 득이 훨씬 더 많다. 하지만 실을 더 줄이기 위해서는 좀 더 많은 정보와 지식의 습득이 필요할 것이다.

임상시험 디자인과 프로토콜은 일반 환자들이 이해하기가 어렵다. 암을 판정받은 환자들은 전문의사에게 매달릴 수밖에 없기 때문에 의사가 임상시험을 권유하면 내용도 잘 모른 채 따라가는 경우가 많을 것이다.

여러 가지 경험으로 볼 때 드물지만, 임상의사가 임상 프로토콜에 대한 충분한 이해 없이 환자에게 임상 참여를 권유하는 경우도 가끔 있다.

사실 임상시험 목적과 참여 시 받을 혜택과 그리고 따라야 할 의무를 충분히 알기 위해서는 많은 과학적, 의학적 지식과 경험의 지원이 필요하다. 하지만 환자가 스스로 동의서를 읽고 결정하기란 쉽지 않고 의사가 옆에서 시간을 할애하여 구체적으로 해당 임상시험에 대해 열심히 설명하여 주겠지만, 환자를 충분히 이해시키는 것도 현실적으로 쉽지가 않은 것 같다.

그러므로 귀찮더라도 환자 본인이나 지식이 있는 가족이 어떤 종류의 임상시험인지 잘 파악하려고 노력해야 할 것이다. 환자는 제시된 임상시험과 환자 동의서를 잘 파악한 후에 동의 여부를 결정하기 바란다.

✚ 어떤 임상시험에 참여할까?

병원으로부터 상담받을 수 있는 임상시험 종류를 살펴보자.

• **개발 초기 단계 임상**(임상 1, 2상)**과 개발 후기 단계 임상**(임상 3상)

마지막 단계의 대규모 '임상 3상' 시험이 있는가 하면, 그 전에 소규모의 피험자 수로 진행하는 '임상 1상'과 '임상 2상' 등이 있다.

어떤 경우는 병원에서 의사가 어떤 연구에 관심을 가지고 제약회사의 도움을 받아 스스로 진행하는 소규모 임상시험(IIT: Investigator Initiated Trial)도 있다.

피험자 관점에서 위험도(Risk)를 따지면 초기의 소규모 '임상 1상'과 '임상 2상'을 통해 검정을 받은 '임상3상' 약물이 효능이나 독성적인 면에서는 더 유리할 듯하다.

그러나 여러 가지 항암제를 투여받은 후에 다시 재발된 말기암 환자의 경우는 다른 선택의 폭이 좁기 때문에 신약을 투여받을 기회로 보면 초기 임상에 참여하는 것를 고려해볼 필요도 있겠다.

• **적응증 추가 임상**

이미 다른 암(예, 위암)에 대해 판매 승인을 받고 같은 약물로 다른 암(예, 간암)에 대한 적응증 추가를 위한 임상시험을 하는 경우가 있다. 앞선 위암 임상시험에서 안전성 및 효능이 검정이 되었기 때문에 이러한 임상에 참여하는 것은 리스크가 낮을 수 있다.

• 선진국에서 판매 승인된 신약물을 한국에서 재임상

다른 선진국에서 먼저 판매 승인을 받은 신약물을 한국 식약청으로부터 국내 판매 승인을 받기 위해서는 국내에서 임상시험을 해야 한다. 이 또한 앞선 임상시험에서 안전성 및 효능이 검정이 되었기 때문에 이러한 임상시험에 참여하는 것도 리스크가 낮다. 제시된 임상시험 약물이 다른 나라에서 판매가 되고 있는지를 파악하는 것도 도움이 될 것이다.

• 글로벌 임상 3상 시험(다국가 임상)

글로벌 제약회사에서 주관하는 글로벌 임상3상 시험은 외국 병원들과 국내 병원들에서 동시에 진행된다. 임상 3상 시험은 소규모 임상 1, 2상을 거쳐서 어느 정도 검정을 받은 약물이고 또 다국가 임상시험은 여러 나라 정부와 임상 기관(병원)들로부터 사전 검토가 진행되므로 환자에게 위험도는 낮은 편일 것이다.

• 국내 회사들의 개발 약물 임상시험

국내 회사들이 개발을 하는 차세대 약물들은 초기 임상 1상이나 2상 수준으로 국내에서 혹은 필요에 따라 해외에서 임상을 할 것이다. 국내 제약회사들은 복제약 승인을 위한 생물학적 동등성 시험을 많이 한다. 그리고 기존의 약을 개량해서 효과를 더 높여주는 개량신약 임상시험도 많다. 약효의 혁신성은 좀 덜하겠지만, 기존 약물 대비 동등성 혹은 우월성을 비교하는 임상시험이므로 리스크는 낮다고 볼 수 있다.

• 바이오시밀러 제품 임상

바이오시밀러(Biosimilar, 기존 항체 바이오 약물의 복제)를 개발하는 셀트리온, 한화케미칼, LG 생명과학, 그리고 최근에 삼성바이오로직스 및 삼성바이오에피스 등의 회사들이 투자 개발하고 있는 바이오시밀러의 임상에 참여하는 것은 어느 정도 좋은 혜택을 얻을 수도 있겠다.

기존 오리지널 항체 약물은 표적약물로 약효가 좋으며 매우 고가인데, 임상시험에서는 오리지널과 복제약물(Biosimilar)을 비교하므로 임상에 참여하면 둘 중 하나의 약물을 투여받는다. 임상 1상을 거쳐 임상 3상 단계에 와 있는 대부분의 복제약물(Biosimilar)들은 오리지널과 비슷하다고 판단할 수 있으므로, 혜택이나 리스크가 오리지널과 동일할 것으로 보인다.

• 위약(Placebo)를 사용하는 임상시험

가끔 신약과 비교 시험을 하기 위해 대조군의 약물이 기존 판매 약물이 아닌 위약(Placebo)를 투여 받게 하는 임상 디자인도 있다. 위약을 사용하는 경우는 특정 질병을 치료하기 위한 표준 약물이 시장에 존재하지 않을 때 비교할 대상 약물이 없으므로 위약을 사용하게 된다. 항암제 임상시험에서 위약을 사용하는 경우는 드물다. 하지만 특정 암 종류나 임상시험 성격에 따라 대조약으로 사용할 약물이 존재하지 않을 때는 어쩔 수 없이 위약을 사용하게 된다.

위약군에 속하게 되면 임상시험 기간 중 어떤 약도 투여받지 않는 것과 같다. 하지만 대부분 컴퓨터를 이용한 이중맹검(double blind)으로 환자를 양쪽에 분리시키고 똑같이 생긴 약을 투여하기 때문에 환자도 의사도 특정 환자가 위약군인지 신약을 받는 군인지 알 수가 없다. 한 동안 약물 치료를 받지 못하는 상황이므로 상큼한 느낌은 아니지만, 역시 위약군에 속하더라도 전반적인 건강관리나 정기적인 검진을 무료로 받으므로 어느 정도 혜택은 있다고 본다. 그리고 정해진 정기 검진에서 재발이 발생하면 신속히 알게 되어 다른 치료로 신속히 대처할 수 있는 장점은 있겠다. 위약이 들어가는 항암제 임상시험은 다른 것에 비해서 참가 선호도가 좀 낮은 편이다.

여러 가지 종류의 임상시험들을 열거하였으나, 임상시험 유형에 따라 혜택과 리스크가 산술적으로 차이가 난다고 할 수는 없겠다. 임상시험 약물의 특성과 혁신성이 임상시험의 유형보다 더 임상시험의 혜택과 리스크에 영향을 줄 것이다. 그리고 환자 자신의 암의 유형과 그 진행 상태가 어떤지에 따라서도 임상시험 선택의 길이 달라질 수 있을 것이다.

그러므로 (1) 환자 자신의 암 진행 상태와 (2) 개발 약물의 특성을 참고하는 동시에 (3) 임상시험의 종류를 살펴보는 것이 필요하겠다.

결론적으로 보면 경제력이 충분한 환자들은 현재 판매되는 최첨단 약물을 투여받을 수 있겠지만, 결국 대조군에 쓰이는 약물을 유료로 사용하는 것이다.

만약 어떤 임상시험에 참여해 본다면 무료로 약효가 더 우월한 차세대 신약(신약군)이나 현재 판매되는 최첨단 대조약물(대조군)을 무료로 경험해 볼 기회를 가질 수가 있을 것이다.

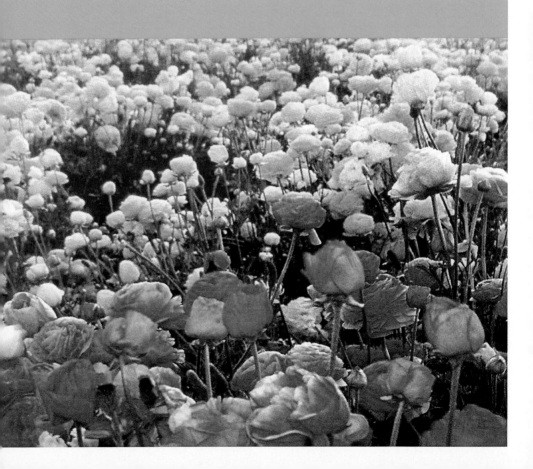

제6장

삶의 질

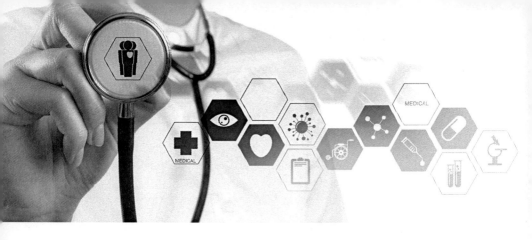

🩺 품위있는 삶 그리고 품위있는 죽음

우리는 인생을 살아가면서 수없이 많은 결정을 하게 되는데, 참 여려운 결정 중 하나가 '어떻게 나의 죽음을 준비할 것인가'일 것이다.

죽음을 저 멀리 두고 있는 건강한 사람들이 유서를 미리 만들어두는 유행도 있다. 하지만 자살을 제외하고는 죽음으로 가는 과정이 수학문제를 풀거나 알고리즘의 플로차트(Flow Chart)처럼 따라가면서 Yes 혹은 No로 결정할 수 있는 단순한 문제가 아니기 때문에 미리 예상을 해서 유서에 구체적 실행 계획을 만들어 두기도 어렵겠다.

죽음은 매우 낯설어 죽음으로 다가가는 마지막 단계에 대해 미리 준비하거나 어떤 방식을 결정하기란 어려울 것이다.

🩺 죽음에 대한 짧은 성찰

죽음은 늘 삶 속에 있지만, 죽음에 대한 사전 연습이나 준비의 어려움을 나름대로 분석해 보면 다음의 이유들로부터 기인할 것이다.

첫째, 우리는 잘 살아가는 방법에 대한 교육과 훈련은 열심히 받았지만, 죽음으로 가는 방법에 대한 교육은 아직 없기도 하고 좋은 죽음(Well-Dying)으로 가는 길에 대해 잘 정리된 안내서도 없는 것 같다.

둘째, 보다 나은 삶을 향해 부지런히 달려가며 무엇인가에 항상 연연해하며 살아가는 현대의 삶은 죽음에 대해 생각하기에는 너무 바쁘다.

셋째, 영원하고 싶은 생명체로서 죽음에 대한 생각은 본능적으로 회피하게 될 것이다. 노래 가사에서 보듯이 '백 년도 못 살면서 천 년을 살 것처럼' 자신의 죽음은 아마존 강 건너 저 멀리 있어서 보이지 않는 것 같다.

죽음은 어쨌거나 모든 사람이 맞이해야만 하는 마지막 과정이기 때문에 언젠가는 직시하고 생각해봐야 할 중요한 일이다. 우리가 아름답게 잘 늙어가기 위해 공부하고 노력하는 것처럼, 죽음에 대해서도 깊이 생각하고 준비를 한다면 아름다운 퇴장이 가능할 것이다.

가장 바람직한 퇴장은 깨어 있는 의식으로 주변과 마지막을 정리할 수 있고 사랑하는 사람들과 함께 남아 있는 의식으로 마지막 작별을 나눌 수 있는 일일 것이다.

병원에서의 과도한 치료와 의료기기에 의존한 연명으로부터 자신의 부분 부분이 하나씩 해체되어 무의식 속에서 벌리되는 것보다, 육체는 힘들지만 죽음 이전에 깨어 있는 의식을 가지고 자신의 삶을 되돌아볼 수 있고, 화해나 용서를 하며, 그리고 주위에 마지막 사랑을 나눌 수 있다면 좋겠다.

✚ 마지막 깨어있는 의식을 위하여

기실 마지막 단계에 들어서는 것인지에 대한 정확한 판단을 말기 암환자 스스로 하기는 어려울 것이다. 영원하고 싶은 생명체로서 끝까지 포기하지 않고 병과 투쟁하는 편과 죽음에 대한 성찰을 가지고 아름답게 죽음의 문으로 향해가는 편에 대해 고민하고 스스로 결정을 해야만 한다.

그러기 위해서는 병과 치료에 대한 지식을 꾸준히 습득하여 본인이 전체적인 그림을 볼 줄 알며 전문가로부터 효과적인 상담을 받는다면 더 나은 판단이 가능할 것이다. 판단에 대한 정확성은 자신의 질병 상태에 대한 정확한 정보와 그에 대한 객관적인 평가에 달려 있다고 본다.

좋은 삶(Well-Being)을 위해 어릴 적부터 공부를 해왔듯이, 좋은 죽음(Well-Dying)을 위해서도 공부를 해야 할 것이다. 예습을 하면 시험도 잘 치루었던 것처럼, Well-Dying을 위한 공부를 하고 마음의 연습을 해나간다면 아름다운 임종의 길을 맞이하기도 가능할 것이다.

종합적으로 생각했을 때, 마지막 단계라고 판단되면 어떻게 할 것인가? 한번 더 생존 연장의 기회를 바라며 또 다른 연명치료를 선택할 것인가? 아니면 또렷하고 냉철한 이성으로 저 끝에 있는 문을 향해 아름다운 뒷모습을 보이며 어른답게 떠나갈 수 있는 길을 선택할 것인가?

가족의 입장으로서 마지막 단계에서 무 자르듯 배우자나 부모의 생명에 대해 이런 저런 결정을 과감하게 내리는 일 또한 쉽지 않은 일이니, 환자 스스로 결정을 내려 방향을 잡아갈 수 있다면 본인이나 가족을 위해 매우 바람직한 것이라고 본다.

✚ 현명한 판단을 위한 냉철한 평가

암 발병 후의 초기 항암 치료뿐만 아니라 암 재발 후 항암치료의 경우에는 앞으로 받게 될 치료에 대한 위험(Risk), 비용(Cost), 그리고 이익(Benefit)에 대해 고민하고 선택을 해야 한다. 마찬가지로 생의 마지막 단계의 의료 처치에 대해서도 Risk, Cost, Benefit 에 대한 생각을 더 냉철하게 해봐야 할 것으로 본다.

Risk

항암치료와 과도한 치료의 부작용로 인한 삶의 질이 문제가 될 것인데, 병상에서 호흡이나 식사 등을 의료기기에 의지하여, 끝없이 초췌해지고 해체되어 가는, 그야말로 연명만 되는 자기 자신을 미리 생각해봐야 할 것이다. 그리고 이와 관련된 큰 비용으로 인해 남은 가족들의 경제에 큰 멍에를 지우는 것도 리스크가 될 것이다.

Cost

마지막 단계에서의 의료 비용은 평생 사용할 의료 비용의 거의 절반을 차지할 만큼 경제적으로 부담이 매우 큰 지출이 된다. 차가운 계산이 되겠지만, 자신의 경제력 대비 사용 가능한 약물의 가치를 견줘봐야 할 것이다.

Benefit

현재의 약물과 의학 기술에 근거하면 말기 암환자들이 마지막 단계의 의료 서비스로 몇 주 내지는 몇 개월 정도는 숨을 더 쉴 수 있을 것이다. 혹시 운이 좋으면 복권에 당첨되는 것처럼 몇 년 더 긴 생존을 이어갈 수도 있겠다. 그러나 그것이 맑은 삶으로 이어질지는 알 수가 없다.

✚ 마지막 단계의 치료 그리고 인간의 존엄성 - Well Dying을 위하여

사람이 태어나서 평생 사용하는 의료비를 분석해보면 암환자의 경우는 죽기 전 마지막 한 해 동안 사용하는 비용이 전체의 약 40~50%를 차지한다고 한다. 'Business of Dying(죽음 관련 사업)', 즉 인생의 종말로 가는 죽음의 단계가 병원과 제약의료산업에 가장 높은 수익을 가져다 주는 것이다.

왜 이러한 형태의 의료비 지출이 발생하는가를 들여다 보면, 무엇보다 병원과 의사들의 직업적인 임무에서 기인한다. 그들의 임무는 가능한 모든 의료 방법을 동원해서 질병과 싸워 생명을 연장시키는 일이다.

하지만 과연 의사들의 말기 암환자들의 죽음에 대한 싸움이 정녕 환자를 위하는 길인지를 생각해보자. 환자들의 죽음에 대항하여(생존 기간 몇 주~몇 달 연장을 위해) 싸우는 방법들을 보면 암덩어리를 죽이기 위해 그리고 생명을 연장하기 위해 병원에서 가용할 수 있는 고가의 첨단 장비를 최대한 사용하고, 독성이 강한 항암제를 시작으로 아직 사용해보지 않은 새로운 약물까지 투여해보기도 하고, 재차, 삼차 수술을 하는 경우도 있을 것이다.

이러한 과도한 의료 행위를 두고 의사들만을 비난할 수 있는 것은 아닐 것이다. 어쩌면 환자들이 자의이건 타의이건 과도한 의료 서비스를 받는 데 동의를 할 수도 있을 것이고 아니면 환자는 가족과 의사들이 시키는 대로 자신의 몸을 맡길 수밖에 없는 상황이 될지도 모르겠다.

이렇게 되면 마지막 단계는 환자 자신의 몸이 아니라 결국 병원을 위한 몸덩어리가 되어 버리는 상황이 될 것이다.

한편, 이런 과도한 의료 행위로 인해 환자 자신의 삶은 어떻게 변할까? 환자 자신의 삶의 질은 상상하기 싫을 정도로 피폐해질 것이며, 그것을 바라보는 주변 가족들의 삶의 질까지도 극도로 낮아질 것이다. 그리고 생존 기간 몇 주, 몇 달 연장을 위해 고가의 의료비를 지불하면서 남은 가족의 경제에 큰 부담을 주기도 할 것이다.

무엇보다 더 생각해야 할 것은 환자 자신의 인간적 존엄성에 대한 상실이라고 본다. 얼마 동안일지도 모르는 불확실한 생존 연장을 위한 고도의 치료로부터 받을 극심한 부작용과 스트레스는 환자의 자의적인 이성을 점점 소멸시켜버릴 것이다.

생존 연장을 위한 고도의 치료로부터 환자는 지적, 감성적, 그리고 육체적인 모든 것이 발가벗겨지게 되고, 무기력하게 되고, 지적 능력을 잃게 되어 결국은 생명으로부터 별리가 되어 갈 것이다.

결국 자기 자신의 의식은 모두 해체되어버리고 남은 몸둥아리는 모르는 타인들에게 맡겨지는 상황이 될 것이다. 그리하여 생의 마지막을 의식도 없이 보내버리게 되지는 않을까? 참으로 아쉬운 일은 이 과정에서 자신의 본질로부터 완전히 분리가 되고 난 뒤에 남은 몸둥아리만 사망하게 되는 것이다. 이는 두 번 죽는 것과 마찬가지일 것이다.

환자는 본인 스스로 지력이 있을 때 '남은 시간과 인간의 존엄성'에 대해 면밀히 계산을 해봐야 할 것이다. '어떻게 죽어갈 것인가'라는 그 중요한 문제에 결정권을 가질 수 있느냐 없느냐 그것이 문제가 되겠다.

제**7**장

호스피스(Hospice)

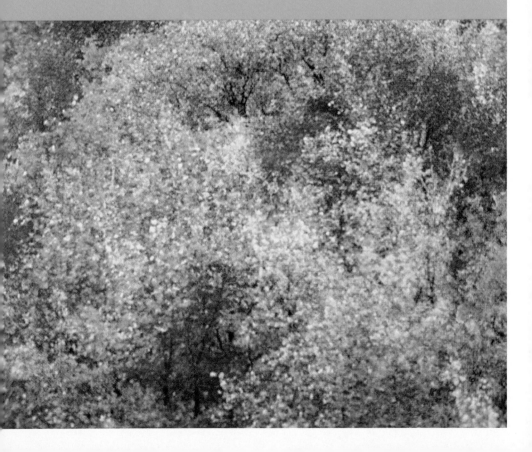

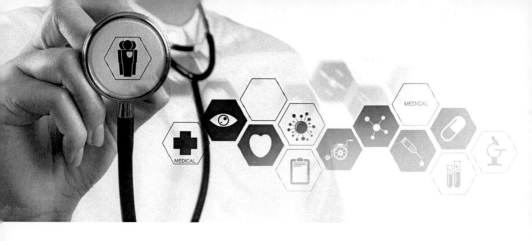

　말기 환자들을 위해 1974년에 미국 Yale New Haven 병원에서 처음 시작된 호스피스 시설을 기점으로 미국 및 전세계로 호스피스 시설과 프로그램이 퍼져나가 이용되고 있다.

　호스피스는 죽음을 앞둔 환자가 편안한 임종을 맞도록, 연명치료 대신 통증 완화와 상담 등을 제공하는 의료서비스이다.

🩺 호스피스의 명과 암

　2014년 8월 7일에 발행된 'Journal of Palliative Medicine'의 한 발표에 따르면, 미국 전역에서의 호스피스 이용 실태에 대한 문제점을 논의하였는데, 적지 않은 어려움이 있는 것 같다.

　미국서 호스피스 시설에 들어간 환자의 삼분의 일이 시설 이용을 포기하고 살아서 퇴거를 한다는 보고이다. 퇴거율이 33% 이상이라면 그 호스피스의 프로그램에 문제가 있거나 호스피스 설립자의 철학 혹은 도덕성의 문제점을 암시한다는 뜻이다.

미국에서 사설 기업이 운영하는 호시피스에서의 퇴거율이 공익 호스피스에서의 퇴거율보다 두 배가 많다고 한다. 조기 퇴거의 이유는 (1) 부적절한 시설, (2) 케어(care)의 질 문제, (3) 이윤 창출을 위해 죽을 단계가 아닌 환자들을 수용하여 부적절한 비용을 발생시키는 데 있는 것이라고 한다.

미국의 'Medicare Rule'에 따르면 호스피스 시설은 기대 수명 6개월 이하의 환자를 수용해야 하며, 호스피스의 임무는 환자를 치료하는 것이 아니고 마지막 길로 접어든 환자의 육체적, 심적 고통을 완화해주는 데 있다.

그런데 호스피스에서 종종 불필요한 검사나 처방을 하여 말기 환자에게 예상 밖의 비용을 발생시킨다고 한다. 그런가 하면 임종이 임박한 환자를 주변의 병원 응급실로 보내어 거기에서 죽게 함으로써 호스피스 자체의 기술적인 부담이나 비용을 줄인다는 것이다. 그리고 미국의 호스피스들로부터 근거가 부족한 보험 비용 청구에 대해 미국 연방정부가 조사를 하고 있는데, 그 청구액이 약 1조원이라고 한다.

비용 문제 외의 다른 큰 문제는 호스피스가 6개월 이상 살 수 있는 환자를 수용하여 강력한 통증 완화제 또는 마약류를 투여하거나 'toxic cocktail(독성 혼합물)' 약물을 투여하여 오히려 환자의 생명을 단축시키는 일이 발생한다는 데 있다.

지난 10여 년 동안 미국의 호스피스 관련 경험을 보면 2000년에 30%의 호스피스가 사기업으로 운영되었고 나머지는 자치기관, 종교시설, 그리고 정부기관들에 의해 운영되었다. 그런데 2012년의 기록으로는 사기업의 호스피스 운영 비율이 60%로 높아졌는데, 그와 비례하여 환자퇴거율이나 보험청구 비용이 높아진 것이다.

'Business of Dying'(죽음 관련 사업)이 더 높은 이윤을 창출하기도 하고 사회적으로 많은 복잡한 문제를 야기하는 것 같다. 호스피스를 사용하기 전에 비용 대비 여러 가지 질적 사항들을 숙지하고 살펴본 후 결정을 해야 하겠다.

✚ 호스피스의 도움은 언제부터 필요한가?

미국에서 2013년에 호스피스 도움을 받은 150만 명 이상의 환자들 중에서 1/3이 완화 의료 서비스를 받기 시작한 지 일주일 내에 사망했다고 한다. 이는 많은 사람들이 호스피스의 도움을 받는 시기가 너무 늦다는 뜻이다.

죽어가는 환자들이 호스피스의 도움과 완화 의료 서비스를 희망하지만, 그 도움을 받는 기간이 짧기 때문에 환자들이 투병을 하는 동안 좀 더 빨리 호스피스에 대한 정보를 알려줘서 완화 의료 서비스를 받도록 할 필요가 있다.

연구 조사 결과는 34.5%의 환자들이 호스피스에서 7일 이하의 서비스를 받았고, 50% 정도는 18일 이하의 호스피스 도움을 받았다는 것이다. 전체 호스피스 서비스 중 66%는 환자의 집 또는 요양원에서 제공되었다. 호스피스 서비스 비용의 91%는 메디케어 보험으로 충당되었다.

그런데 또 다른 문제는 대다수의 호스피스가 암환자를 대상으로 한다고 오해하는 일이다. 63%의 호스피스 환자들은 암이 아닌 다른 질병을 가진 사람들인데, 예를 들면 치매, 심장병, 폐 관련 질환, 뇌줄중 이나 신장병 등의 환자들도 호스피스 서비스를 받는다.

Reference: US National Hospice and Palliative Care Organization; J. Donald Schumacher, president and CEO of the National Hospice and Palliative Care Organization, Nov. 3, 2014

🩺 한국의 호스피스

근래에 들어 한국에서도 '호스피스' 시설이 제법 많이 들어서는 것 같다. 하지만 아직 한국에서는 말기암 환자의 호스피스 이용율은 약 15% 정도로 미국의 65%에 비해 매우 낮은 편이다. 이는 호스피스에 대한 인지도가 낮기 때문일 수도 있으나 많은 말기암 환자들이 병원에서 연명치료를 선택하기 때문으로 생각된다.

사설기관에서 운영하는 호스피스 시설의 대부분은 소규모인 반면, 국내의 대형병원들에서는 이윤 문제 때문에 호스피스 설치를 꺼려한다고 한다. 대형병원에서 암 치료부터 시작하여 말기암 환자를 위한 호스피스 완화 의료 케어까지 잘 훈련된 전문인력으로 암환자를 위한 총괄적인 의료서비스를 할 수 있다면 가장 이상적일 것이다.

2014년 말에 나온 굿뉴스는 2015년 하반기부터 말기암 환자 대상 호스피스 서비스에 건강보험이 적용된다는 것이다. 호스피스의 간병비, 병실비, 통증 관리 및 상담치료, 그리고 진료비를 건강보험공단이 보조해준다는 내용이다.

호스피스를 운영하는 기관의 형태가 다양하기 때문에 한국에서 운영되는 호스피스들이 기술적으로 어떻게 준비되고 이용되는지에 대해 앞에서 설명한 미국의 경험을 바탕으로 자세히 들여다볼 필요가 있을 것같다.

점점 확대되는 호스피스 기관 시설과 프로그램 이용에 대해 관심을 가져보자.

✚ 병원의 호스피스

미국에서의 한 연구보고서에 따르면, 암환자들이 병원의 시설에서 존엄성을 유지하면서 죽음을 맞이하는 것이 가능한지를 설문조사했다. 이 설문에 대하여 미국 병원 암센터에 근무하는 직원들의 절반이 가능하다고 대답하였다고 한다. 그리고 완화 의료 서비스를 제공하는 병원의 95%의 직원들은 그들의 병동에서 실제로 환자들이 존엄한 죽음을 가진다고 하였다.

환자의 입장에서 바라보면 항상 자신의 평안한 집으로 돌아가고 싶지만, 자기 집에서 마지막을 보내기 어렵다면 병원으로부터 멀리 있는 낯선 호스피스 시설로 옮겨가는 것보다 치료를 받아온 같은 병원의 호스피스에서 낯익은 의사, 간호원, 그리고 간호보조원들의 서비스를 받는 편이 나을지 모르겠다.

✚ IT(Telemonitoring) system을 이용한 가정에서의 호스피스

80% 이상의 사람들은 자신의 집으로부터 그리고 사랑하는 사람들로부터 떨어진 채 죽는다고 한다. 그리고 그 죽어가는 사람들은 품위를 유지하려고 애쓰지만 무위로 끝난다고 한다.

현실적으로 쉽지 않지만 가정에서 호스피스를 한 경험에 대한 보고가 있다. 가정에서 호스피스를 할 경우에 전화를 통한 관찰과 코칭을 하는 시스템이 환자나 도우미에게 큰 도움을 준다고 한다.

이 연구보고서는 미국 암연구소NCI에서 지원하고 319개 가정 호스피스를 대상으로 시험조사를 하여 만들어졌다. 시험조사를 위해 153개의 호스피스 가정은 증상 완화에 대한 코칭을 받았고 166개의 가정은 일반적인 도움을 받았다. 11개의 다른 증상들에 대해 0~10점의 차별화된 점수로 증상 완화에 대해 개별적인 조사를 하였다.

조사 항목들은 통증, 호흡 곤란, 사고의 변화, 설사 및 변비, 소변 조절 곤란, 메스꺼움과 구토, 피곤과 나약성, 우울증, 근심 걱정, 불면증, 식욕 부진과 음식 섭취의 어려움 등이었다. 어려운 증상 중 가장 많은 것은 피곤함(70%), 통증(64%), 식욕 부진(54%), 근심 걱정(39%), 그리고 사고의 변화(38%)였다.

전체의 결과로 볼 때, 호스피스 간호사로부터 전화 모니터링과 코칭을 받은 증상 완화 도움 그룹에 속한 환자들은 일반 환자 그룹에 비해 훨씬 도움이 되었다. 구체적으로는 심각한 수준의 피곤함, 근심 걱정, 수면 장애 등의 부작용 경험이 모니터링과 코칭 서비스를 받지 않은 그룹에 비해 44%나 낮은 것으로 나타났다.

호스피스 환자를 돌보는 것은 매일 24시간의 노동인데, 도우미가 혼자서 할 수 있는 일이 아니다. 본 연구에서 사용한 telemonitoring system은 이런 어려운 도우미의 노동을 도울 수 있을 뿐만 아니라 환자의 어려운 증상 완화에도 도움이 된다고 한다.

컴퓨터 기술을 이용한 telemonitoring system으로 실시간 코칭과 해결책이 호스피스 간호사로부터 도우미에게 전해질 수 있음에 따라 환자와 도우미에게 큰 도움이 되는 것이다.

Reference: Bob Wong, PhD, director of applied statistics, College Of Nursing, University of Utah 2014 Palliative Care in Oncology Symposium: Abstract 85, Presented October 24, 2014.

🩺 호스피스를 위한 표준화된 프로그램

위에 나열한 호스피스의 목적을 생각하면 결국 임종을 가까이 둔 환자를 위한 소프트웨어 프로그램이 얼마나 충실하게 준비되고 제공되는나가 핵심일 것이다.

사설기관의 호스피스, 병원에서의 호스피스, 그리고 개인 집에서 IT 시스템과 도우미를 이용한 호스피스, 이들 모두의 본질은 언제 어디서 호스피스 서비스를 제공하건 간에 잘 훈련된 간호보조원이나 도우미가 올바른 지침 프로그램에 따라 환자를 도운다면 호스피스의 근본적인 목적을 이룰 수 있을 것이다.

호스피스를 위한 소프트웨어 프로그램을 표준화하여 지침서가 제공되면 환자를 위해서나 의료산업적 측면에서나 사회 전반적인 시스템이 한 걸음 더 선진화할 것이다.

🩺 생의 마감을 위한 의료서비스 논의에서 놓치는 중요한 점

의사들이 환자들의 생의 마지막 부분에 대한 논의를 환자나 그 가족들과 논의할 때 놓치는 가장 중요한 5가지를 요약한다. 이 자료는 중병으로 입원한 200명의 노인 환자들과 205명의 그 가족들을 대상으로 중요한 11가지 요소들에 대해 질문하여 수집한 데이터를 바탕으로 한 것이다.

환자와 가족들이 지적한 가장 중요한 5가지를 열거하면 다음과 같다.

(1) 중병 치료에 대해 더 나은 의료서비스 선택

(2) 환자의 존엄성과 가치

(3) 병의 예후 및 예측

(4) 심리적 두려움과 걱정

(5) 치료에 대한 추가적인 질문 및 논의

발표된 자료에 따르면 의사들은 환자나 가족들과 이러한 점들에 대해 별로 논의를 하지 않는 다는 것이다. 환자들에 따르면 열거한 11개 사항 중에서 평균 1.4개 정도만 환자가 입원한 후 의사와 논의를 할 수 있었고 그것도 입원 후 첫 며칠 동안만 가능하였다고 한다.

의사가 생의 마지막 시간에 대한 의료서비스에 대해 더 많은 항목에 대해 상담을 해줄수록 환자와 가족들의 의료서비스에 대한 만족도는 더 높았다.

병원은 환자의 생의 마지막 시간을 위해 개선할 수있는 기회에 대해 환자와 논의할 시간을 가져야 하며 병원에서 환자를 위해 할 수 있는 의료서비스 범위에 대한 결정을 해야 할 것이다.

Reference: Dr. John You, associate professor of medicine, and clinical epidemiology and biostatistics at McMaster University in Hamilton, Ontario, CMAJ ((Canadian Medical Association Journal), Nov. 3, 2014

🏥 죽음에 임박한 말기암 환자의 8가지 증상

　죽음에 임박한 말기암 환자의 8가지 증상에 대한 연구보고는 말기암 환자를 돌보는 가족들에게 임종 이전의 적절한 케어를 선택할 것인지 또 다른 항암치료를 선택할 것인지에 대한 도움을 줄 수 있을 것이다.

　이러한 죽음으로 가는 과정에서 나타나는 자연적인 증상을 인지하면 암환자뿐만 아니라 다른 질병의 임종 단계에 있는 환자들에게도 도움이 될 것이다.

　미국과 브라질에 있는 암센터의 급속 완화 케어 병동에 있는 350명의 진행된 암환자를 대상으로 관찰 조사를 하였으며, 연구자들은 환자의 임종 전 3일 동안의 증상에 대해 집중 조사를 하였다.

　임종이 가까운 환자들에게서 관찰된 8가지 증상

1. 환자가 스스로 눈꺼풀을 닫을 수 없는, 즉 눈을 감을 수 없는 증상
2. 시각적인 반응에 대응하는 힘이 감소한 증상
3. 소리나 말에 반응력이 떨어진 증상
4. 얼굴이 아래로 축처진 모습
5. 눈동자의 반응이 없는 상태
6. 목이 길게 처진 상태(누울 때 머리가 뒤로 기울어짐)
7. 목소리가 그렁거림
8. 상부 소화기관에서 출혈

물론 예외적인 경우가 있지만 대부분의 환자들은 임종 사흘 전에 이러한 증상들이 보이는데 참고를 하면 도움이 될 것이다.

Reference: David Hui, MD, assistant prof, dept of palliative care and rehabilitation medicine, Univ, of Texas MD Anderson Cancer Center, Houston; R, Sean Morrison, MD, director, Lilian and Benjamin Hertzberg Palliative Care Institute, Mount Sinai Icahn School of Medicine, NY city Cancer, Online, Feb, 9 2015

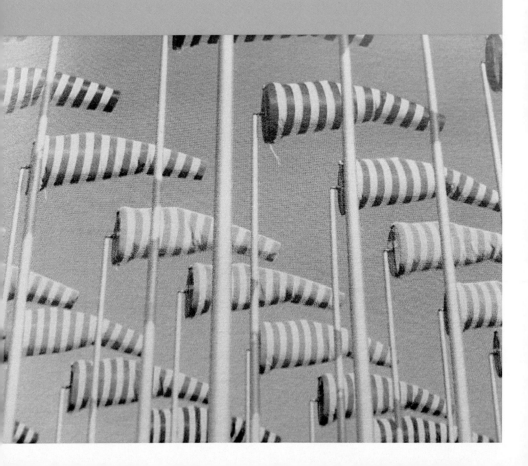

제8장

의료 정책

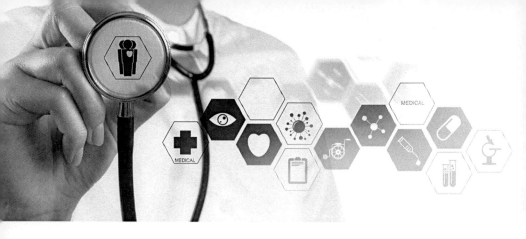

➕ 병원과 의사에 대한 만족도와 서비스 질에 대한 평가

　2014년 10월에 시작된 미국의 Healthgrades.com의 프로그램은 환자들로부터 받은 의사들에 대한 평가나 이슈를 정리하여 의사들과 병원들에 대한 만족도와 그들의 질을 평가하여 정보를 일반 시민들에게 제공한다.

　Healthgrades.com의 프로그램은 의료의 최종 소비자인 환자가 특정 질병에 대한 의사들을 분류하여 비교 평가를 하는 것이다.

　병원과 의사의 업무에 대한 평가를 하는 항목은 다음과 같이 구성된다.

- 의사들의 경험
- 의사들의 근무 집중도(예를 들면, 바쁜 의사들의 20%가 80%의 전체 환자를 담당하여 환자들의 상담 시간이 너무 짧은 문제)
- 의사들의 의료 서비스 질
- 의사들의 지속적인 교육 및 훈련에 대한 기록
- 불필요한 진료 및 과잉 진료나 테스트를 하여 의료 비용을 높이는 문제

이 정보는 환자가 살고 있는 지방이나 도시를 중심으로 의사와 병원에 대한 서비스 질을 알게 하여 환자들이 보다 나은 의료 서비스를 받을 수 있게 하는 데 도움을 준다.

한국에서 장래에 이 시스템을 도입하면 병원과 의사들은 현재의 고정관념에서 깨어나 더 나은 의료서비스를 위해 개선할 것이고, 환자들에게 보다 나은 서비스를 제공하는 의사와 병원을 선택할 수 있게 할 것이다.

➕ 병원과 요양원 그리고 나의 집

대부분의 환자들은 매우 간절하게 생의 마감을 자신의 집에서 하고 싶어한다. 가족과 함께 있는 것뿐만 아니라 자신의 책들과 음악 등 애호하던 물건들과도 떨어지고 싶지 않는 마음이다.

환자들이 병원에서 퇴원한 후 집에서 회복을 위한 케어를 받기가 어려워 대개는 요양원으로 가는데, 요양원에서 재활프로그램을 통해 회복하기보다는 오히려 상태가 더 악화되어 다시 병원으로 가는 경우가 많다.

각 기관이나 집에서의 어려운 점은 다음과 같다.

1. 병원은 병원의 경제성을 위해 치료가 끝난 환자를 빨리 퇴원시켜 다음 환자를 받을 준비를 해야 한다.

2. 집에서 환자가 치료나 재활 회복을 하고 싶어도 집으로 찾아가서 환자를 돌보는 전문가가 준비가 되어 있지 못하다. 어떤 곳에는 있다고 하더라도 그 수가 턱없이 부족한 실정이다.

3. 정부 보험이나 환자로부터 비용을 받는 요양원은 요양원대로 인력이 부족하며 숙련도도 낮다.

환자들은 그들이 원하는 방식대로 죽음을 맞이하고 싶어한다. 그렇지만 현재의 실정은 전혀 그들의 소원에 맞추어줄 수 있는 여건이 되어 있지 못하다.

일인당 GDP 3만 불에 근접하고 있는 한국에서도 이제 생의 마지막 단계를 좀 더 편안하고 효과적으로 돌볼 수 있는 시스템을 개발해야 할 것이다.

✚ 완화 의료

'완화 의료란 무엇인가?'라는 질문을 하면, 사람들은 의사와 간호사가 환자의 죽음을 돕는 것이라고 답할는지 모른다. 그러나 이 답은 맞지 않은 답이다.

일반 환자들이나 가족들은 완화 의료에 대해 잘 알지 못한다. 그리고 많은 의사들조차도 완화 의료에 대해 잘못 이해하고 있다.

만약 완화 의료에 대해 요청을 하면 의사들은 거절을 하며 "당신은 아직 죽을 때가 멀었기 때문에 완화 의료 서비스를 받을 필요가 없다"고 말할지도 모른다.

그러나 완화 의료는 중한 질병을 치료하는 와중에 추가적으로 도움을 주는 것이지 곧 죽을 환자를 위해 통증을 완화해주는 마지막 단계의 과정이 아니다.

완화 의료가 필요해지는 이유는 완화 의료 자체가 의료의 질을 높여서 환자에게나 가족에게 매우 어려운 상황이 되는 응급 입원을 줄일 뿐만 아니라 관련 의료비용을 줄여줄 수 있기 때문이다.

더 나은 완화 의료 서비스의 의미는 사람들이 그들의 거주지에서 안전하게 머물도록 해 줌으로써 엄청난 세금을 불필요하게 의료비용에 낭비하는 것을 막기도 할 것이다.

미국에서는 수십만 명의 의사, 간호사, 그리고 사회봉사자들에게 완화 의료 서비스에 대한 지식과 기술을 교육, 훈련시킨다고 한다.

한국에서도 노인층 비중이 급격히 높아짐에 따라 양질의 완화 의료 서비스를 할 수 있는 의료인들을 충분히 준비해야 할 것이다.

Reference: Wall Street Journal: Health Care; Barbara Sadick 2014, 09, 14

✚ 간병인

중환자가 되면서부터 겪는 가장 큰 어려움 중의 하나는 집이나 병원이나 재활원 등에서 환자와 가까이 있으면서 정성껏 돌봐주는 간병인 사용과 관련된 일이다. 환자와 가족들은 간병인 비용에 대한 부담과 훈련 및 경험이 부족한 간병인의 서비스의 질 때문에 어려움을 겪는다.

미국처럼 경험이 축적된 선진국에서는 의료비가 비싸지만, 환자가 입원하면 병원에서는 포괄적 서비스로 치료뿐만 아니라 간병까지 다 해결해 준다. 현재 한국에서 의료진의 업무는 병원 의료 서비스까지만이고, 환자의 간병은 가족들이 알아서 해야 하는 구조이다.

이는 한국의 의료 비용이 저렴한 구조이기 때문에 국가의 건강보험으로는 간병까지 지원을 하기가 어렵겠다. 중환자에게는 간병인이 꼭 필요하지만, 개인의 돈으로 간병인 일당을 8~9만 원 정도 지불해야 하고 1년이면 약3000만 원 정도의 비용이 든다.

그리고 간병비가 건강보험에서 보조해 주지 않는 구조이기 때문에, 당연히 간병인에 대한 전반적인 훈련이나 관리 감독 시스템 또한 없는 실정이다. 간병 서비스의 질을 높이기 위해서는 간병인을 훈련시키고 관리하는 조직과 시스템이 필요할 것이다.

저비용의 의료비 시스템이지만, 어려운 질병을 앓는 중환자에 대한 간병인 비용을 건강보험으로 보조할 수 있도록 해야 할 것이다. 근래에 들어 병원에서의 포괄적 간호서비스에 대해 논의가 있고 사회 전반적으로 비용과 예산에 관해 연구를 하는 듯하다.

이를 위해서는 예산뿐만 아니라 전문인력 양성과 수급이 필요할 것이다. 구체적인 사항은 정부의 의지가 뒷바침된 관련 전문가들의 연구 분석으로 초안이 마련될 것으로 기대한다.

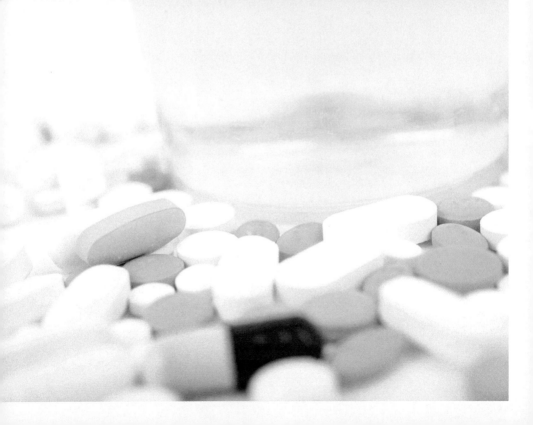

제9장

과잉의료 과잉치료

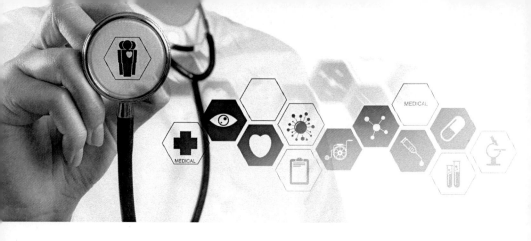

💠 병원의 과잉치료, 어떻게 해야 하나?

암환자에게 과잉진료와 과잉치료는 의료비용을 증가시킬 뿐만 아니라 환자의 삶의 질을 매우 떨어뜨린다.

의사의 의욕과 환자의 기대 심리로 자주 일어나는 과잉진료와 과잉치료를 유발하는 몇 가지 요인들을 살펴보자.

- 더 많은 진료 테스트와 치료가 낫다는 의료 문화
- 의사 보호적 차원의 의료 서비스
- 재정적 인센티브
- 급격한 과학 발전
- 모든 문제를 해결받고 싶어하는 환자의 태도
- 의료 환자에 대한 직접마케팅

과잉진료와 치료를 줄이기 위해서 의사와 환자는 특정 치료에 대한 효과와 비용과 리스크를 면밀히 검토한 후 결정해야 할 것이다.

✚ 과잉치료의 예: 전립선암 환자에 대한 과잉치료

대부분의 66-79세 사이의 전립선암 환자들은 남은 기대수명이 10년도 채 안 되는데도 불구하고 매우 강도가 높은 치료를 받는다. 남은 기대수명이 10년 이하인 초기나 중기의 전립선암 환자가 매우 강도 높은 항암치료를 받는 것은 치료 효과보다 위험성이 더 높다고 봐야 할 것이다. 그럼에도 불구하고 수술에 이어서 공격적인 방사선 치료가 가장 흔하게 이루어지고 있다.

하지만 치료 가이드라인은 그러한 강도가 높은 치료를 권장하지 않는다. 왜냐하면 이 전립선암 환자들을 대상으로 한 임상시험 결과는 강도가 높은 공격적인 항암치료를 한 환자군과 면밀히 암을 감시하면서 기다렸던 환자군을 비교했을 때 치료 후 10년의 관찰 기간 동안 생존율에 있어서 양쪽 군의 차이가 없었기 때문이다.

이런 환자들에게 강도 높은 치료를 하는 것은 생존기간 연장에 효과도 없는데 항암치료의 부작용으로 고통을 주어서 삶의 질을 낮출 뿐만 아니라 경제적인 부담도 크다. 대표적인 전립선 항암치료의 부작용은 발기부전, 소변 조절 곤란, 그리고 대변 문제 등으로 환자들이 항암치료 과정에서 많은 어려움을 겪는다.

과잉치료는 생존 기간을 과대평가하기 때문에 일어나는 것 같다. 그리고 환자들이 심리적 안정을 위해서 강도 높은 치료를 원할지도 모르겠다.

의사들은 환자의 나이에 따라 기대수명을 예측하는 데이터를 가지고 있겠지만, 나이와 건강 상태를 종합해서 기대수명을 정확히 예측할 수 있는 꼭 맞는 방법은 아직 없다. 그러므로 환자가 의사와 함께 항암치료 결정할 때, 환자의 남은 기대수명 기간을 고려하고 환자에게 특정 항암치료 방법의 혜택과 리스크를 면밀히 검토하기를 추천한다. 그리하여 과잉치료를 피하며 가장 적절한 수준의 항암치료르 받고 암으로부터 회복하기 위해 노력해야 할 것이다.

Reference: Timothy J. Daskivich, MD, MSHPM, of the University of California Los Angeles,Cancer, 2014

✚ 암 치료의 질과 가치를 높일 수 있는 5가지 주의점

암을 치료하는 의사들은 환자의 생명 연장과 그들의 평안를 위해 무엇이라도 하려는 의지가 있다. 환자의 생존을 위해 그 무엇인가를 해야 한다는 마음 때문에 어쩌면 환자에게 효과를 줄 수 있을 것으로 믿고 임상적으로 확실히 증명되지 않은 새로운 진료나 치료를 시도하는 예도 자주 볼 수 있는 일이다.

그렇지만 이러한 태도는 환자들에게 꼭 필요하지 않은 치료를 하게 할 수 있다. 새로운 시도를 통해 효과를 본다면 다행이지만, 그렇지 않을 경우 의료비는 급격히 증가될 것이고, 최악의 경우는 환자에게 해만 끼치게 된다.

흔히 행해지는 다음 다섯 가지의 진료 및 치료를 유의해서 볼 필요가 있다.

1. 이미 암이 진행되어 효과를 보기가 어려운 환자에게 화학요법을 사용하는 것인데, 이러한 환자들은 차라리 완화요법을 쓰거나 병의 증상을 다스려주는 편이 나을 것이다.

2. 초기 유방암 환자에게 암의 분류 확인을 위해 CT, PET, 그리고 방사선 뼈 촬영

3. 초기 전립선암 환자에게 암의 분류 확인을 위해 CT, PET, 그리고 방사선 뼈 촬영

4. 재발의 증상이 보이지 않거나 유방암 치료를 받고 있는 환자에게 주기적으로 혈액지표인자 테스트를 하거나 CT, PET, 그리고 방사선 뼈 촬영

5. febrile neutropenia(발열성 호중구 결핍증)의 위험이 낮은 환자에게 백혈구 자극약물(GCSF - white cell stimulating factors)을 사용하는 것

암을 치료하는 의사들은 환자들이 가장 적절한 암 치료를 받도록 노력해야 할 것이며 위에 나열한 불필요한 테스트나 치료는 가급적 피해야 할 것이다.

Reference: Apr. 04, 2012 Dr. Lisa Hicks, MD, (St. Michael' s Hospital, University of Ontario); Dr. Allen S Lichter, CEO of ASCO (미국 암학회 CEO)

제10장

암 증상과 진단을 위해

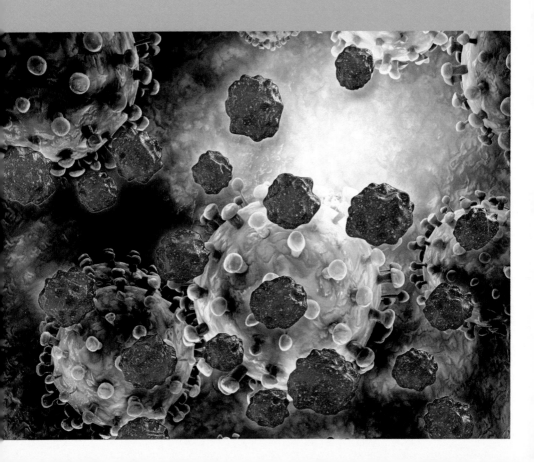

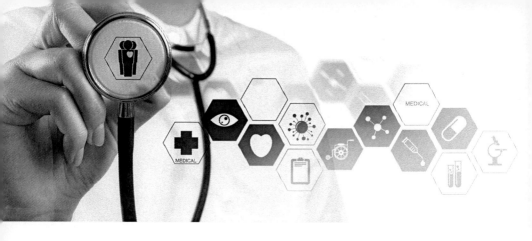

🔴 암의 증상을 깨달을 수 있는가?

중장년층의 많은 사람들은 공통적인 암의 증상을 잘 모르면서 살아가고 있는지도 모른다. 암을 암시할 수 있는 증상들은 이유를 모르는 기침, 출혈, 지속적인 대변과 소변 상태의 변화, 체중 감소 등이 있을 수 있는데, 이에 대한 연구 결과가 PLOS ONE 저널에 발표되었다.

연구팀은 설문지를 4858명의 1차 병원을 방문한 50세 이상의 암 진단을 받지 않은 성인들에게 보냈다. 설문지에는 단지 불편한 증상들에 대해 질문을 하였고 암(cancer)이란 단어는 전혀 사용하지 않았다.

그 중 35%(1724명)가 설문 조사에 응했는데 응답자의 53%인 915명이 적어도 지난 3개월 간 하나 이상의 암을 암시하는 증상을 경험했다고 보고하였다.

이러한 증상들을 가진 사람들이 꼭 암에 걸린 것은 아닐 수 있겠지만, 다른 질병을 가지고 있을 수도 있어서 초기에 병에 대한 진단을 받는 것은 중요한 일이다.

Reference: Katriina Whitaker, Attributions of Cancer 'Alarm' Symptoms in a Community Sample, December 2, 2014, DOI: 10.1371/journal.pone.0114028

🏥 나노센서를 이용한 암 진단

　암 진단을 위해 분자생물학의 바이오마커(Biomarker)들을 이용한 여러 가지 기술과 방법들이 암을 진단하는 데 사용되고 있다. 진단의 정확성은 암의 종류와 진단 방법에 따라 다양하지만 완벽하거나 손쉽게 암을 진단해내는 데는 한계가 있는 것 같다.

　최근에 보고된 매우 흥미롭게 암을 진단해내는 방법을 연구 개발하는 사례를 소개한다. 2014년 9월에 미국 Penn Vet Working Dog Center에서 맥베인(McBaine)이라는 개를 이용하여 암 진단 기기를 연구 개발한다는 보고가 발표되었다.

　개발하는 방법을 들여다보면, 실험을 위해 12개의 같은 혈장 샘플 중 단 11번의 혈장 샘플에만 암 조직을 약간 섞어 놓고 개가 12 개 샘플 중에 암조직 미세량이 섞여 있는 샘플을 후각으로 찾게 하는 것이다. 개는 탁월한 후각 능력으로 정확히 미량의 암 조직이 들어 있는 하나의 샘플을 12 개 중에서 찾아내었다.

　이 원리를 이용하여 연구소는 나노센서(nanotechnology sensors)를 개발하고 있다. 그 원리는 개가 냄새를 맡은 암 조직의 화학물질을 분리해내는 것인데, 화학자와 물리학자들이 팀을 이루어 연구를 진행한다.

　그들의 목표는 나노센서가 종이 두께의 십만분의 일 정도의 미량의 암 조직을 판별할 수 있도록 하는 것이다.

Reference: USPenn Vet Working Dog Center, September 2014

✚ 질액을 이용한 난소암 DNA측정

미국에서는 2014년에 22,000명의 여성이 난소암 진단을 받았고, 이 중 14,300 명이 사망에 이를 것으로 예측하였다. 사망 리스크는 폐경기 후에 난소암 진단을 받은 여성이나 가족력이 있는 난소암 환자에게 더 높다.

초기에 발견되면 치료가 쉬운 난소암이 한참이나 진행된 후에 진단 확정을 받기 때문에 난소암 환자의 44%만이 5년 간 생존에 성공한다 (Source: 미국 암학회). 난소암은 그리 흔하지 않은 병이고 정확한 진단 테스트 방법이 아직 없다.

난소암은 초기에 어떤 증상을 나타내지만, 그 증상들이 구체적이지 않아 깨닫기가 어렵다. 깨닫기가 어려운 이유는 여성은 복부팽만이나 배뇨증상을 가지는데, 이 증상들이 난소암보다도 다른 이유로 나타날 수 있기 때문이다.

최근 한 연구 보고에 따르면 난소암의 유전인자 변이를 질액 샘플로부터 측정할 수 있다고 한다. 기초연구 중에 연구원들은 여러 여성들이 사용한 탐폰으로부터 암 DNA를 측정할 수 있었기에 질액으로부터도 암의 DNA를 측정해낼 수 있다고 믿는다.

자궁나팔관(난관)의 폐쇄 여부와 질액에 난소암 DNA의 존재 관련 사항을 정확히 파악하는 등 질액을 이용한 난소암 DNA측정 방법에 대한 연구는 더 진행될 것이다. 그리고 초기 난소암 환자에 있어서 DNA 변형이 질액에서 측정이 되는지에 대한 연구도 진행될 것이다.

그리고 유방암을 일으키는 BRCA 유전인자 변형이 난소암 발생의 리스크도 높이므로 BRCA유전자 변형을 지닌 여성들을 대상으로도 연구를 진행한다.

질액을 이용한 난소암 DNA 측정 방법은 난소암 진단 스크리닝 연구에 새로운 지평을 열었다고 본다. 이 측정 방식이 난소암을 진단하는 테스트 방식에 효과적으로 사용되길 희망한다.

Reference: Dr. Charles Landen, gynecologic cancer specialist at the University of Virginia in Charlottesville, 2014 November issue of Obstetrics & Gynecology
Dr. David Mutch, a professor of obstetrics and gynecology at Washington University in St. Louis

➕ 혈액 속에 존재하는 암 직전 단계의 세포들

약 30,000명의 DNA를 분석한 두 편의 연구 발표는 노인들의 혈액 속에 암 이전 단계의 세포들이 흔하게 존재한다고 발표하였다.

유전인자의 변화가 40세 이하에서는 드물지만 65세 이상은 약 10% 정도 그리고 90세 이상은 20%가 유전인자의 변화를 보였다. 이는 오랜 세월 동안 누적되어온 독성물질들의 스트레스로부터 일어난 유전인자의 변이 현상이라고 보며 백혈병(leukemia), 림프종(lymphoma) 같은 혈액암으로 발전할 수가 있다는 것이다.

이 연구 보고는 조기에 암 직전 단계의 세포를 진단하여 혈액암을 방지할 수 있는 연구의 새로운 장을 열었다고 본다.

　어떤 하나의 유전자변이를 가진다고 해서 바로 혈액암을 일으키지는 않겠지만, 암이 일어날 리스크는 10배 이상 증가할 것이다. 그리고 암 이외에 심장마비, 뇌졸중, 혹은 수 년 이내에 사망할 수 있는 질병이 발병할 수 있는 리스크 또한 증가시키는 것이다.

　미국에서는 매년 약 140,000명의 혈액암 환자가 발생한다. 모든 암은 유전자변이로 시작되지만, 대부분의 유전자변이는 부모로부터 유전이 되는 것이 아니라 살아가는 동안에 다양한 이유 때문에 생긴다. 암으로 발전되기까지는 여러 개의 유전자변이가 누적된다.

　연구자들은 암 발생 이전의 첫 단계, 유전자변이의 시작, 그리고 악성 종양과 그 증후가 시작되기 직전의 상태를 탐지하여 알아내고자 했다.

　연구 결과는 3개의 유전자변이가 대부분의 혈액암을 일어키는 요인으로 보고하였다. 그 중 1%의 혈액암 환자는 한 가지의 유전자변이로부터 1년 이내에 암이 발병되고 10%는 12년 이내에 암이 발병된다는 것이다.

　그리고 적어도 하나의 혈액 유전자변이를 가진 사람은 심장병이나 뇌졸중의 발병 리스크가 두 배 이상이라고 한다.

Reference: November 26, 2014
Dr. Benjamin Ebert of Brigham and Women's Hospital in Boston, New England Journal of Medicine;
Dr. Janis Abkowitz, blood diseases chief at the University of Washington in Seattle and past president of the American Society of Hematology

유방암과 CLS-B 왕관 모양 바이오마커(Biomarker)

유방 내에 대식세포(macrophage)가 왕관 모양으로 죽었거나 죽어가는 지방(Adipose) 세포를 CLS-B(crown-like structures of the breast)라고 부른다.

CLS-B를 바이오마커로 사용하여 체질량계수(BMI-Body Mass Index)와 폐경기가 유방조직(breast white adipose tissue〈WAT〉 inflammation) 염증에 어떤 영향을 미치는지에 대한 연구 결과를 설명한다.

과체중비만과 정상체중, 그리고 폐경기 전과 후에 있는 환자들을 대상으로 한 분석 결과는 CLS-B Biomarker의 수와 크기가 과체중비만이 있는 폐경기 후의 환자들에게서 더 증가하였다는 것이다.

유방조직(Breast white adipose tissue〈WAT〉) 염증은 아로마타제(Aromatase)의 활동 증가와 관련이 있는데 아로마타제의 활발한 활동은 유방암 발현과 성장에 직접 관련이 있다.

이 연구 보고는 과체중비만을 가진 폐경기 후의 여성들에게서 유방암 발생의 리스크가 높아진다는 것을 증명하는 것이므로, 음식 조절이 자신의 건강에 중요함을 다시 한번 일깨워준다.

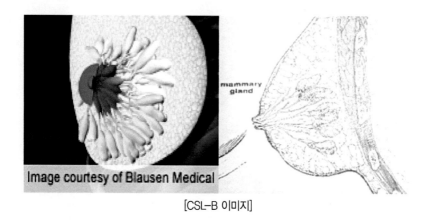

[CSL-B 이미지]

Reference: Neil M. Iyengar, M.D., the Memorial Sloan Kettering Cancer Center in New York City; American Society of Clinical Oncology's 2014 Breast Cancer Symposium, Sept. 4-6, 2014

✚ 대머리로의 진행과 전립선 암 발생의 상관관계

또 하나의 흥미로운 연구 보고는 대머리로의 진행과 전립선 암 발생의 상관관계에 대해서이다. 미국 국립암연구소가 Journal of Clinical Oncology에 발표한 논문을 보면, 45세 경에 대머리가 되면 좀더 주의해서 전립선암의 진단을 받아봐야 한다는 것이다.

대머리가 되는 패턴이 앞머리나 머리 중앙부분이라면 공격적인 전립선암에 걸릴 리스크가 39% 정도 높아진다고 한다. 이 연구 결과가 반드시 대머리 형과 전립선암이 꼭 연결성이 있다고 확정을 하는 것은 아니지만 40% 정도 더 리스크가 존재한다고 한다.

그러므로 40세 중반에 이러한 유형의 대머리를 가지는 사람들은 전립선암에 대해 정기적으로 검사를 받는 것이 좋겠다.

Reference: Journal of Clinical Oncology, September 2014

제11장

궁금한 암 관련 정보들

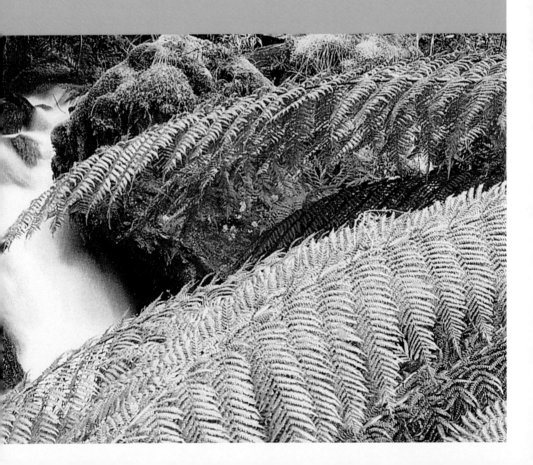

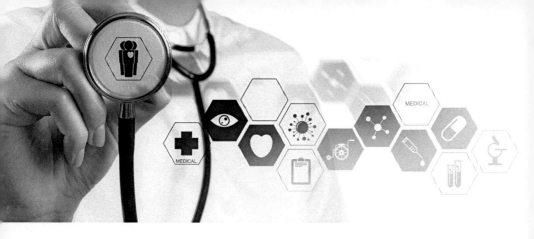

➕ 유방암 수술을 받기 전에

　과도한 걱정과 암에 대한 낮은 지식으로 인해 유방암 환자들은 암의 전이와 재발을 예방하기 위해 종양이 발생하지 않은 반대편 유방과 함께 양쪽 유방 모두 제거 수술(contralateral prophylactic mastectomy)을 선택한다고 한다.

　종양이 없는 반대편 유방의 예방적 제거를 고려했던 유방암 환자들은 그 이유가 이 방법이 유방암 재발이나 다른 곳으로 암이 전이되는 것을 줄인다고 믿었기 때문이다.

　그러나 수술과 그 수술의 종류에 대한 충분한 설명, 그리고 결정 과정을 거친 후에는 유방암 환자들의 59%가 소괴종양절제술(lumpectomy)을, 32%가 종양이 있는 한 쪽 유방 제거 수술(unilateral mastectomy)을, 그리고 9%가 양쪽 모두 유방 제거 수술(contralateral prophylactic mastectomy)을 선택하였다.

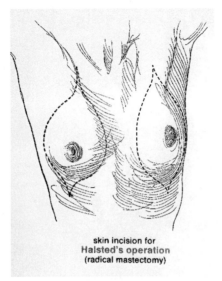

skin incision for
Halsted's operation
(radical mastectomy)

[양쪽 유방 제거 수술]

유방암 치료에 대한 정보가 너무 많아 환자들은 정확히 이해하기가 어렵고 암에 대해 과도한 걱정을 하기 때문에 어떤 수술을 해야 할지 결정을 내리기가 어려울 것이다. 그렇기 때문에 의사들은 이 유방암 치료에 있어서 환자들의 암에 대한 지식 수준에 맞게 설명을 잘 해야 할 것이다.

즉 양쪽 유방 모두 제거 수술(contralateral breast cancer)을 해야만 하는 리스크는 실제로 낮으며, 유방암은 어떤 종류의 수술을 받더라도 나중에 몸의 다른 곳으로 전이가 되어 재발이 된다는 것을 알려야 한다는 것이다.

Reference: Katharine Yao, MD, Clinical associate professor of surgery at Pritzker School of Medicine at University of Chicago; Yao K, Abstract #71, Breast Cancer Symposium; Sept, 4-6, 2014; San Francisco

🏥 암환자에게서 뇌졸중 발생 위험도는?

일반인에 비해 암 발생 진단을 받은 암환자에게서 뇌졸중이 일어날 리스크가 더 높다는 보고가 나왔다. 이 리스크는 악성암을 가진 환자에게 더욱 높다. 이 보고는 2001년과 2009년 사이에 66세 이상의 유방암, 대장암, 폐암, 전립선암 그리고 췌장암 환자의 데이터를 분석한 결과이다.

이 뇌졸중 발병 리스크는 첫 3개월 동안 더 높았는데, 이 기간은 항암치료, 방사선치료 등의 치료로 인해 환자에게 스트레스가 높은 시기이다.

뇌졸중의 리스크는 유방암이나 전립선암의 국소적인 암에 비해 암이 많이 진행된 폐암, 췌장암, 대장암 환자들에게서 더 높았다.

고혈압이나 당뇨병 등 다른 요인과 상관 없이 암이 뇌졸중 발생의 리스크를 높인다고 한다. 그 리스크 증가에 대한 구체적인 메커니즘 관련 연구는 없었지만, 암세포와 항암제 투여가 혈관에 영향을 미쳐서 혈액을 탁하게 만들었거나 혈액 응고를 일으켜서 뇌줄중 발생에 영향을 끼치는 것으로 추측한다.

그러므로 암환자나 그 의사는 뇌졸중 증상에 대해 주의를 기울여야 할 것이다. 암환자에게 뇌졸중이 겹치게 되면 항암치료에 많은 지장이 생기게 된다.

Reference: Weill Cornell Medical College, the journal Annals of Neurology, Jan. 7, 2015

🩺 암 치료를 받으면서 따로 한약이나 다른 영양보조제를 먹으면 어떤 효과가 있나?
- 한약제나 허브 보조제를 현명하게 사용하는 법

항암제와 한약 그리고 영양보조제 간에 발생할 수 있는 위험한 화학적 반응의 염려가 있음에도 불구하고, 조사에 응한 400명의 미국 암 치료 의사들 중 60% 정도의 의사들은 환자들과 한약이나 보조제 복용에 대해 논의를 하지 않는다고 했다. 주된 이유는 이에 대한 지식이 부족하기 때문이다.

암환자들은 자신들의 건강을 증진시키고 암과 투병을 하기 위해 종종 한약제나 자연식품을 섭취한다. 한약제나 자연식품 보조제들은 자연 물질로 인식이 되지만, 그 속의 주요 활성(active) 성분은 항암제의 성분과 더불어 몸에 해로운 반응을 일으킬 수도 있다.

어떤 보조제는 방사선 치료를 받는 환자에게 피부 자극 반응을 일으킨다. 그리고 한약제나 보조제는 투여받는 항암제의 체내 흡수와 대사 과정에 영향을 주기도 한다. 미국 FDA의 정보에 따르면 아직 허브나 다른 보조제들이 주장하는 효능들에 대한 연구 정리된 자료가 충분히 없다. 본 연구에 따르면 약재로 쓰이는 St. John's wort 식물 성분, 인삼 그리고 녹차 성분들이 항암 치료 약물과 더불어 위험한 반응을 일으킬 수 있다는 것이다.

특정 항암약물을 투여받는 동안에는 다른 약물과 반응을 일으킬 위험이 있는 한약제나 허브 보조제의 섭취를 하지 않는 것이 옳다고 본다. 필요하다면 항암제 치료 기간이 완전히 끝나고 난 후에 면역력이나 건강증진을 위해서 보조제를 섭취하는 편이 나을 것이다.

Reference: Journal of Clinical Oncology, Jan 5, 2015
Richard Lee, M.D., assistant professor, Department of General Oncology,
Division of Cancer Medicine, medical director, Integrative Medicine Program,
Division of Cancer Medicine, The University of Texas MD Anderson Cancer
Center, Houston;
Patricia Ganz, M.D., medical oncologist, and director, cancer prevention
and control research, Jonsson Comprehensive Cancer Center, University of
California, Los Angeles; Nov, 2014

➕ 밤낮을 바꾸어가며 일하는(Rotating Night Shift Work) 직업의 질병 관련성

밤과 낮을 바꿔가며 일을 하는 것이 건강에 위험을 준다는 지적에 대한 요인과 결과를 증명하기는 어렵지만 관련성을 제기하는 논문이 있다. 그 연구에서는 '밤과 낮을 바꿔가며 일을 함'이란, 낮과 밤을 바꿔 일을 하면서 한 달에 적어도 3일 이상은 밤에 일을 하는 것으로 정의한다.

연구의 결과는 미국 전역의 약75,000 명 간호사들의 22년에 걸친 자료를 추적하여 나왔다. 본 연구에서는 원인과 결과를 증명할 수는 없었지만 다음 결과를 보고하였다.

•5년 이상의 밤낮을 바꿔 일한 사람들에게서 특정한 원인에 상관 없이 11%의 더 높은 사망 리스크가 있었다.

•6–14년간 밤낮을 바꿔 일한 사람들에게 심장병 관련 사망률은 19%가

더 높았고

•15년 이상 밤낮을 바꿔 일한 사람들은 23% 더 사망률이 높았다.

•15년 이상 밤낮을 바꿔 일한 간호사들은 폐암 사망률이 25% 더 높았다.

이전의 한 연구 결과에 의하면 밤낮을 바꿔 하는 일(night shift work)은 심장질환과 암의 리스크를 높이는 것과 관련이 있음을 보여줬는데, 이번 연구 결과는 또 다른 증거를 추가하는 것이다.

Reference: Dr. Eva Schernhammer of Harvard Medical School; American Journal of Preventive Medicine, March 2014.

🔋 브래지어 착용과 유방암 발생 관련은?

2007~2008년에 조사한 1,500명 이상의 55~74세 사이 폐경기에 있는 여성들에 있어서 브래지어의 착용이 유방암 발생에 영향을 끼치는지에 대한 조사를 하였다.

결론은 평생 브래지어를 착용한 여성과 그렇지 않은 여성들 간에 유방암에 걸릴 리스크에는 차이가 없다고 한다. 즉 브래지어 착용이 유방암 발생과는 아무 상관이 없다는 것이다.

Reference: Cancer Epidemiology, Biomarkers & Prevention, Sept. 2014

🚑 정관 수술(Vasectomies)과 전립선암의 관련성은?

  정관 수술(Vasectomies)이 악성 전립선암과 관련이 있을 수 있고, 20% 정도 전립선암에 걸릴 리스크를 가져올 수 있다는 보고이다.

  한국에서 베이비부머 세대들은 한 때 정관 수술을 많이 받았는데, 당사자들은 전립선암에 대한 검사를 정기적으로 받을 필요가 있겠다.

Reference: Journal of Clinical Oncology, July 2014

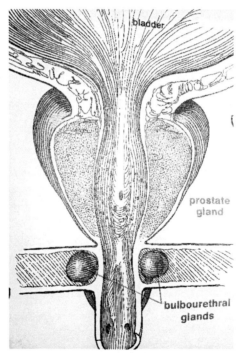

[전립선 관련 해부도]

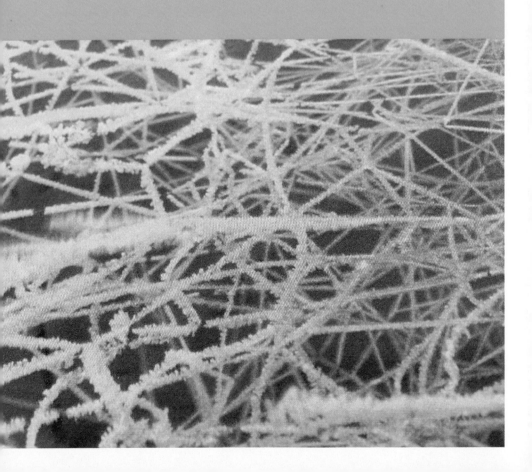

제12장

독성학(Toxicology)
그리고 일상생활 속의 잠재 독성물질

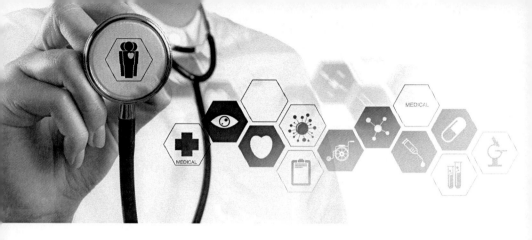

➕ 독성학(Toxicology)이란 무엇인가?

독성학이란 살아 있는 생명체에 영향을 주는 화학물질의 부작용(독성)
에 대해 연구하는 학문이다.

독성학자는 그러한 화학물질의 독성이 발생할 확률을 연구 평가하며
그 독성의 특성에 대해 연구하는 훈련된 과학자이다.

➕ 독성물질은 어떤 물질인가?

이 세상에 존재하는 물질 중 독성을 가지지 않은 물질은 없다고 해도
과언이 아닐 것이다. 순한 물질이라고 생각되는 화학성분도 어떻게, 얼마
만큼, 얼마나 오랫동안, 어떤 생명체에 노출이 되는가에 따라 독성이 나
타나지 않을 수도 혹은 나타날 수도 있을 것이다.

독성이 나타난다면 독성의 수준도 어떻게, 얼마만큼, 얼마나 오랫동안,

또 누구에게 접촉이 되었는가에 따라 달라질 것이다. 그리고 생명체의 방어 능력에 따라 독성물질에 대한 반응도 다양해질 것이다.

이와 마찬가지로 우리가 복용하는 약물은 항상 양면성을 가지고 있다. 한쪽 면은 약효를 주는 좋은 면이고 다른 면은 독성을 유발하는 나쁜 면이다.

약의 효과와 독성은 서로 매우 가까이 존재하며 얼마만큼 복용하느냐에 따라, 얼마나 자주 복용하느냐에 따라, 그리고 어떻게 복용하느냐에 따라 약효를 가져오기도 하고 독성을 유발하기도 한다.

➕〰️ 생활 속의 잠재된 독성물질

사람들은 살아가면서 인지를 못하지만 주위 환경으로부터, 그리고 사용하는 일상생활용품으로부터 수많은 잠재적 독성물질을 접하며 생활한다.

접촉하는 각 물질들의 접촉 농도가 미미하거나 접촉 기간이 짧거나 그리고 신체의 방어 능력이 우수할 경우에는 독성이 급격하게 신체에 영향을 미치지는 않는다.

그러나 미미한 농도의 독성잠재물질들에 대한 총 접촉횟수가 산술적으로 과다해지거나, 그러한 물질들에 대한 노출 접촉기간이 장기화하면 작은 독성의 스트레스는 누적이 되어간다. 이에 신체의 건강 상태가 저하되거나 노약화할 경우에는 방어 능력이 떨어지게 되고, 결국 어떤 독성 반응이 일어나게 된다.

짧은 시간에 과량의 독성물질을 접촉하거나 맹독성물질을 신체로 흡수하는 경우는 사고로 분류가 될 것이다.

➕ 독성물질에 대한 노출과 장기간 스트레스

현대인들은 살아가면서 알게 모르게 헤아릴 수 없을 만큼 많은 종류의 잠재적 독성물질이나 자극성 물질들에 노출되면서 생활한다.

일상생활에서 우리는 어떤 잠재적 독성 물질을 접하면서 살아가는지 살펴보자.

1. 많은 사람들이 담배를 직접 흡연하고, 흡연자로부터 간접흡연을 하게 되고, 그리고 술(알코올)을 과량 섭취하며 산다.
2. 도시에 살면서 대중교통 및 차량으로부터 끊임 없이 품어나오는 배기가스와 공장으로부터 나오는 매연 및 산업오염물을 매일 호흡한다.
3. 다양한 식품 첨가물 및 상품 유통기간을 길게 해주는 방부제, 숯불에 그을린 기름진 육고기, 불에 그을린 소금에 절인 물고기 등의 음식을 즐겨 먹는다.
4. 다양한 자극을 일으키는 세척제에 함유된 합성계면활성제, 항균물질, 여러 가지 석유화학제품으로부터 유출되는 환경호르몬, 살충제, 그리고 농약 잔재물을 접촉한다.

독성물질의 인체 내로 흡수, 분포, 대사, 그리고 배출

사람은 살아가면서 일상생활 속에서도 많은 독성물질에 노출된다. 독성물질은 각각 다양한 특성을 가지고 있는데, 그 물질의 특성에 따라 인체로 다양하게 흡수되고 분포된다.

흡수가 되는 주요 경로는 피부, 호흡기 그리고 구강을 거친 후 소화기관 속이 되겠다. 흡수된 물질들은 신체의 여러 장기 및 조직에 분포되어 나간다.

분포된 물질들은 각 기관을 거쳐가면서 생체의 생리학적 그리고 생화학적 기능에 따라 대사 및 분해가 된다. 대사 및 분해가 완료된 대사체 물질들은 신체의 여러 경로를 거쳐 체외로 배출된다.

독성물질의 대사 및 인체의 반응

맹독성 물질을 제외한 대부분의 독성물질의 반응은 각 기관에서의 대사과정을 거치면서 일어난다. 독성반응은 급성적으로 빠르게 나타날 수도 있고 서서히 일어나기도 하며, 또 암과 같이 오랜 기간 복잡한 반응을 거쳐서 발생할 수도 있다.

인체 내에서 일어나는 독성물질의 대사과정에는 생체 내의 수많은 단백질 효소들의 기능과 함께 다양한 생화학적 반응이 일어난다. 이 생화학적인 반응과 함께 대사분해 과정에서 '활성화된 독성 분자물질'들이 발생하기도 하며 생체 내에서는 그 '활성화된 독성분자물질'을 디톡스시키기 위해 생체 내의 여러 가지 도움 요소들과 결합시켜 활성독성물질을 비활성화시킨다.

활성화된 독성물질과 비활성화시키는 디톡스의 균형이 잘 맞아가면 독성 반응은 크게 나타나지 않을 것이나, 노화가 진행되면서 신체의 대응력이 떨어질 때는 디톡스의 균형이 맞지 않게 되고, 그때는 어떤 형태로든 독성반응이 결국 나타나게 될 것이다.

분자생물학적인 차원에서 들여다보면 활성화된 독성분자물질들은 인체조직이나 세포 등에 접촉 또는 결합하면서 지속적인 자극 및 스트레스를 준다.

활성화된 독성분자물질들은 세포의 단백질이나 DNA와 결합하며 조직의 기능을 저해시키거나 특정 유전인자들의 변형을 초래하여 정상세포를 변형시킴으로써 암세포로 진행할 수 있다.

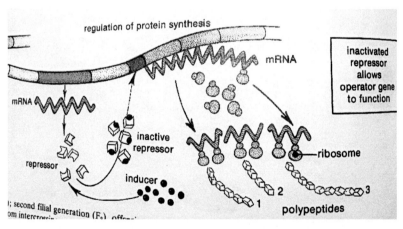

[세포 내에서 DNA 유전인자 code와 mRNA가 함께 하는 단백질 합성 그림]

어떤 보고를 예로 들면, 약 30,000명의 DNA를 분석하였는데, 나이든 사람들의 혈액 속에 유전자 변이를 가진 암 이전 단계의 세포들이 흔히 존재한다고 발표하였다.

유전인자의 변화가 40세 이하에서는 드물었지만, 65세 이상은 약 10% 정도, 그리고 90세 이상은 20%가 유전인자의 변화를 보였다.

이 결과는 일생 동안 생체 속의 세포들이 끊임 없이 독성성분들로부터 스트레스를 받고 있다는 것을 간접적으로 증명하는 것이다.

사람이 살아가는 동안 자각은 하지 못하지만 세포의 단백질이나 DNA 유전인자들이 받는 끊임없는 스트레스는 특정 유전인자들의 변이를 유발하고 체내 방어력이 무너지면서 암이 발생하는 것이다.

Reference: Benjamin Ebert and Janis Abkowitz, New England Journal of Medicine, November 26, 2014

✚〰 일상생활 속에서 접촉하면서 사는 독성물질

대도시의 아파트 단지에 사는 보통 직장인 K씨의 가상적인 일상생활을 예로 들면서 사람들이 어떻게 잠재독성물질에 노출되며 매일 어떤 리스크를 접하면서 사는지 살펴보자.

보통 직장인 K 씨의 일상생활

전날 저녁의 숙취가 남은 직장인 K씨는 아침에 잠에서 깨어 시원한 물을 한 잔 마신다. 화장실을 사용하고 곧바로 샴푸와 린스로 샤워를 마친다. 이어서 몸과 머리를 말리고 머리에 헤어스타일 젤을 사용하거나 머리 전체에 향료가 든 스프레이를 뿌린다. 아침 식사를 간단히 마치고 치약을 충분히 짜서 양치질을 한다. 필요한대로 화장품을 피부에 바르며 향수를 뿌리는 등 몸치장을 한다.

출근은 대중교통을 이용하는데, 정류장까지 인도를 따라 10분 정도 걸어간다. 차량으로부터 나오는 배기가스 때문에 보행 도중 호흡을 잠시 멈추기도 한다. 버스나 전철을 30분 타고 도심에 내려서 다시 5분 정도 걸어 회사 사무실로 들어가서 업무를 시작한다.

보통 하루 일과 동안 사무실에서는 커피믹스를 일회용 종이컵에 타서 하루에 서너 잔 정도 마신다. 점심시간에는 회사 주변의 식당에서 동료들과 같이 맛있는 여러 가지 이름 모를 양념과 조미료가 든 고칼로리의 음식을 섭취한다. 저녁에는 회사원들과 같이 술을 마시고 직접 흡연을 하거나 동료의 흡연으로 인한 간접 흡연을 하게 된다. 부서 단체회식 때는 더 많은 음주와 직접 흡연 혹은 간접 흡연를 하기도 한다.

집으로 돌아가는 과정도 마찬가지로 스모그 속 대도시를 통과하여 스모그 속에 있는 아파트 단지로 돌아간다. 귀가 후에는 비누로 씻고 치약으로 양치질을 하고, 주방세제를 사용하여 설거지를 한다.

주말에는 집안 청소를 하고 세탁제와 향료가 든 섬유린스를 넣고 세탁기를 돌려 빨래를 하며, 실내 냄새를 없애려고 방향제나 항균 섬유탈취제를 뿌린다.

이러한 생활 패튼은 지속적으로 반복이 되며 대도시의 스모그와 종종 몰려오는 황사 속의 미세먼지를 호흡하며 살아간다.

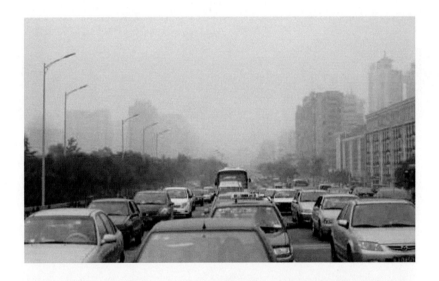

Reference: 도심의 매연 - WHO(세계보건기구)

직장인 K씨처럼 살아가는 일반 시민들이 접촉하는 잠재독성물질의 종류와 독성 경로 및 독성 반응에 대해 제 13장에서 살펴보자.

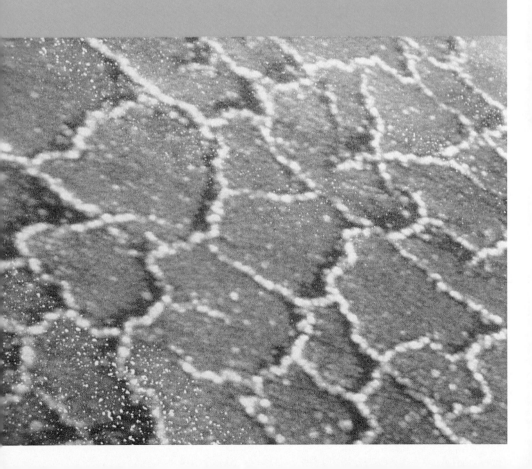

제13장

독성물질에 대한 신체의 생화학적 반응

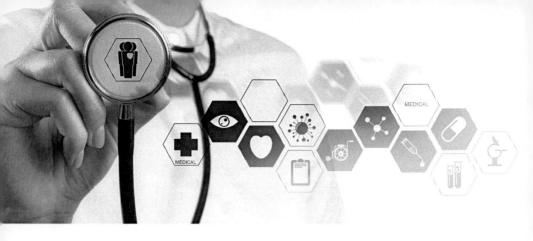

➕〰 일상생활 패턴에서 우리가 접촉하는 잠재독성물질

이러한 일상생활 패턴에서 접촉하는 물건이나 상품들을 리스트해 보면, 화장실 휴지, 비누, 샴푸, 린스, 헤어스타일 젤, 헤어스프레이, 치약, 버스나 자동차의 매연과 도시 스모그 속의 수많은 오염물질, 고농도의 카페인, 커피믹스의 설탕, 담배 연기 속의 발암물질, 다양한 식품 첨가물, 불에 그을린 기름진 육고기, 불에 그을린 소금에 절인 물고기, 일회용 종이컵, 미세먼지 등등.

이러한 일상생활에서 환경이나 생활용품으로부터 사람들이 접촉하는 해로운 화학성분 물질들은 어떤 것들이 있을까? 독성 리스크의 보수적인 관점에서 해설을 곁들여본다.

➕〰 술(알코올)에 대한 몸의 독성 반응

자주 마시는 술(알코올)이 구강을 거쳐 위장으로 들어가면서 체내에서는 어떤 독성반응이 일어날까?

우선 일차적으로 알코올을 접촉하는 위장 벽에 있는 세포들은 한계 농도 이상의 알코올을 흡수하면 곧 죽게된 다. 이렇게 죽은 세포들이나 세포의 점막에 상처를 입은 세포들은 상처를 치료하기 위한 호르몬이나 성장인자들을 배출하게 된다.

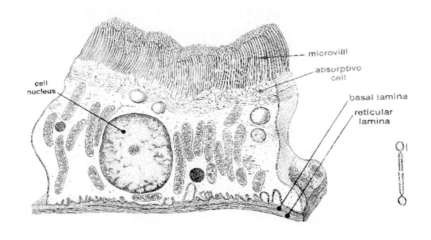

[위장 점막과 세포의 그림]

이 배출된 호르몬과 성장인자들은 이러한 비상사태에 대비하여 비축 되어 있는 세포군으로 흘러들어간다. 위장벽의 깊은 골 사이에 보호, 비 축된 세포들은 흘러들어온 호르몬과 성장인자들의 신호에 응답하여 상 처 부위로 곧 이동하여 필요한 새로운 세포를 분열, 생산하게 된다.

위장 벽의 세포들은 이런 대응을 수 분 만에 빠르게 진행하여 위장 세포 벽을 회복시킨다. 하지만 잦은 음주나 과음 등으로 인해 위장 세포가 알코올로 계속해서 상처를 입게 된다면 위장병이 생길 수밖에 없다. 기존의 세포가 죽고 그 자리를 매우기 위한 새로운 세포 분열의 기회가 많다는 것은 그 만큼 세포 내의 DNA 유전인자들의 변이가 생길 확률도 많아진다는 것을 의미한다.

더구나 독성자극물질이 수시로 드나드는 위장 속에서 지속적으로 세포분열이 생길 때 독성자극물질이 세포의 DNA 유전자변이를 촉진시킬 가능성은 더 높아질 것이며, 그에 따라 암 발생으로 이어질 가능성도 높아질 것이다.

그리고 알코올은 1차적으로 위장에 상처를 주지만 2차적으로는 간으로 흘러가서 피해를 준다. 간에서 대사되는 과량의 지속적인 알코올 스트레스는 알코올성 지방간을 필두로 심한 경우에는 간경화 및 간암으로 발병될 가능성이 있다.

그리고 과량의 알코올은 몸안의 다른 장기들에도 영향을 미치는데, 예를 들면 알코올 과음은 뇌세포까지 파괴시킨다.

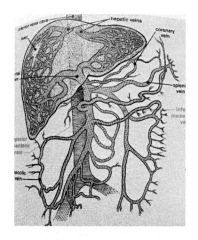

[간 내외를 흐르는 혈관 그림]

흡연

담배연기 속 발암물질인 벤조피렌, PAH(poly aromatic hydrocarbon), 포름알데하이드, 다이옥신, 비소, 나이트로소아민, 니코틴 등의 수십 가지의 맹독성 물질이 폐로 흡수되어 몸의 여러 장기로 분포된다.

체내에서 여러 경로의 디톡스 과정 중에 발생하는 2차, 3차적인 독성 부산물들은 체내를 돌아다니다 세포의 DNA 및 단백질과 결합하며 그들의 기능을 변화시켜버린다.

흡연의 폐해에 대해서는 이미 많이 알려져 있는 것처럼, 결국 장기적 흡연은 폐암뿐만 아니라 신체에 여러 종류의 암을 유발할 수밖에 없을 것이다. 왜냐하면 폐로 흡입된 발암물질들은 폐와 심장을 흐르는 혈관을 통해 온몸으로 퍼져나가 각 장기조직에 스트레스를 주기 때문이다.

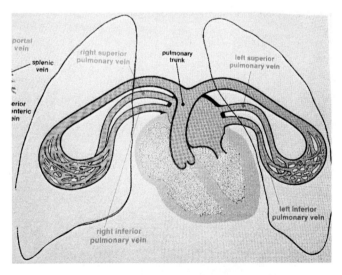

[허파와 심장을 흐르는 혈관 그림]

✚ 일상생활용품들의 잠재독성

먼저 화장실의 경우, 습한 화장실 내 저질의 재활용 휴지 생산에 사용된 표백 오염물질이나 박테리아 잡균들이 피부점막에 접촉하게 된다. 이로 인해 민감한 피부점막에 염증을 일으키거나 더 나아가 몸 전체를 감염시킬 수 있다.

다음으로 샤워실의 경우를 보면, 통풍이 아예 안 되거나 통풍량이 적고 게다가 공간마저 좁다. 이런 공간에서 샴푸와 린스, 샤워 젤 등 자극성이 높은 계면활성제 및 향료 속의 수많은 성분들이 샤워기를 통해 뿜어대는 샤워 물줄기와 함께 밀폐된 샤워공간에서 분무화(aerosol)가 되어 두피뿐만 아니라 호흡기로도 흡수된다.

그 밖에도 합성 세탁제, 섬유 유연제, 헤어스타일 스프레이, 주방세제 등의 화학성분과 향료, 화장품 성분과 향료, 그리고 향수도 피부와 호흡기를 통해 체내에 흡수된다. 참고로 향수의 내용물에는 수십 가지 내지 백 수십 가지 화학성분을 포함한다.

물론 상품에 대한 독성평가를 제대로 한 후에 출시를 하겠지만 그렇지 않은 제품들의 알 수 없는 많은 화학성분들이 호흡기와 피부로 흡수가 될 것이다. 생분해나 대사가 잘되지 않고 생체에 누적되는 성분이 있을 수도 있으며, 대사가 된다고 하더라도 알레르기 반응을 일으키는 경우도 많을 것이다.

✚ 환경호르몬(내분비계 장애 및 교란물질)

특정 플라스틱 제품에서 유출되는 비스페놀A와 일회용 종이컵에서 유출되는 과불화 화합물(PFOA, PFOS,PFHxA, PFHpA, PFHxS) 및 여러 종류의 생활용품으로부터 유출되는 플라스틱 가소제(Phthalate)들은 환경호르몬으로 불리우며 내분비계 장애 및 교란물질로서 체내 흡수가 되면 내분비기관 안에서 호르몬의 생리작용을 교란시킨다. 심한 경우에는 남성의 정자 수를 감소시키거나 비정상적인 형태로 만들며, 여성에게는 자궁내막증이나 질암을 일으키기도 한다.

✚ 음료와 식사

먼저 업무 중 마시는 여러 잔의 커피로 인한 고농도의 카페인 흡수는 수면부족을 초래할 수도 있고 심부정맥를 초래하기도 한다.

또한 몇 잔의 커피믹스로부터 체내에 흡수되고 누적되는 설탕도 많은 문제점을 안고 있다. 탄수화물 섭취가 높은 한국인의 식사 패턴에 더하여 커피믹스로부터 유입되는 과량의 설탕은 탄수화물의 당도에 더하여 더 많은 당을 체내에 흡수시켜 비만뿐만 아니라 건강에 여러 가지로 위험을 초래할 수 있다.

한편, 식품첨가물은 식품을 만들거나 가공할 때 영양소를 더하거나 부패를 막고 색과 모양을 좋게 하기 위해 식품에 넣는 여러 가지 화학성분이다. 시장에는 수백가지의 첨가물들이 사용되고 있는데 다음과 같이 분류한다.

- 화학적 합성품과 천연첨가물
- 기능적 분류: 보존료, 살균제, 산화방지제, 착색제, 발색제, 표백제, 조미료, 감미료, 향료, 팽창제, 강화제, 유화제, 중점제(호료), 피막제, 검기초제, 거품억제제, 용제, 개량제 등

각 생산자들은 식품첨가물들을 필요한 실험 등을 통해 적절한 독성평가를 하며 식품안전성 가이드라인에 따라 생산하겠지만, 종종 불순물의 혼합으로 문제가 발생하기도 한다. 그러므로 화학적 합성품을 되도록 적게 섭취하는 것이 건강에 더 나을 것이다.

불에 탄 육류 또한 문제다. 고기가 숯이나 석탄에 불완전연소하면서 발암물질인 벤조피렌이 생성되고 고기의 단백질과 지방이 고온에 분해 산화되면서 다양한 화합물들이 만들어진다. 바비큐 과정에서 만들어지는 다량의 HCA(heterocyclic amines), PAH(polycyclic aromatic hydrocarbons), Nitrosamins, 벤조피렌 등의 발암물질이 장기 속으로 흡수된다.

소금에 절인 생선은 그 염분(sodium nitrate) 성분이 생선 자체의 디메틸아민(dimethylamine)과 결합하여 발암성 물질(N-Nitrosoamine compound)을 만들게 된다. 매우 짜게 절인 생선은 멀리하는 것이 발암성 물질을 적게 섭취하는 길일 것이다.

한편, 인스턴트 라면과 컵라면은 가루 수프에 함유된 염분량이 과다하므로 스프의 양을 반 이하로 줄여서 조리하길 바란다. 그리고 컵라면의 용기에서도 뜨거운 물에 어떤 성분이든 유출이 될 것이다.

✚ 도시의 매연과 스모그

스모그 속에 함유된 초미세먼지의 흡입은 호흡기 질환뿐만 아니라 장기적으로 뇌졸중, 허혈성 심장병, 만성폐쇄성 폐질환(COPD), 폐암 등의 질병으로 연결이 될 수가 있다.

미세먼지는 공장, 자동차, 화력발전소 등에서 화석연료의 연소 때 배출되는 오염물질이다. 여러 종류의 이온 물질이나 발암성 화합물질로서 호흡기를 위주로 몸속으로 흡수된다.

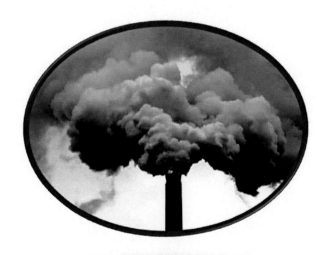

➕ 미세먼지의 분류

• PM–10(Particulate Matter < 10㎛): 입자 크기 10㎛ 이하 – 미세먼지

• PM–2.5(Particulate Matter < 2.5㎛): 입자 크기 2.5㎛ 이하 – 초미세먼지

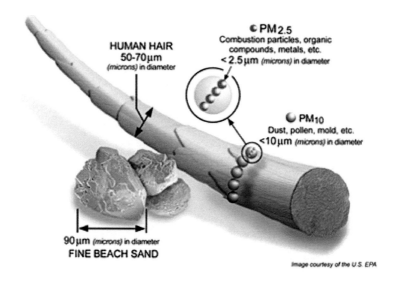

[머리카락 크기와 모래알 및 PM2.5 및 PM10의 크기를 비교하는 그림]

　입자가 큰 먼지는 허파의 폐포에 도착하기 전에 숨관이나 폐조직에 의해 여과될 확률이 높지만, 초미세물질은 특성상 가라앉거나 응집이 되지 않기 때문에 대기 중 체류시간이 길고 폐포(肺胞, Alveola cell)에 직접 침투되기가 쉽다.

　즉 입자의 크기가 작을수록 미세먼지는 폐포까지 쉽게 침투하여 호흡기질환의 직접적 인원이 되며, 인체의 면역기능을 약화시킨다.

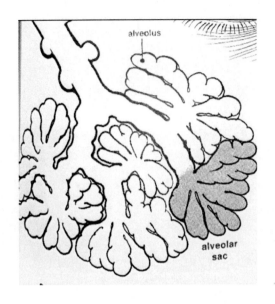

[폐포(肺胞, Alveolus) – 폐의 단위세포로 폐포낭 안에 존재]

미세먼지 중 황산이온이나 질산이온 등은 먼지와 흡착되면서 산화물로 변하여 폐포로 들어가게 된다. 그 후 염증을 일으키고 기관지염이나 천식, 그리고 만성폐쇄성 폐질환(COPD), 심장부정맥 같은 질환을 발생시킨다.

더 나아가 체내에서 백혈구를 자극해 혈관 벽에도 염증을 일으켜서 장기적으로는 동맥경화, 심근경색, 뇌경색 등을 유발할 수 있다.

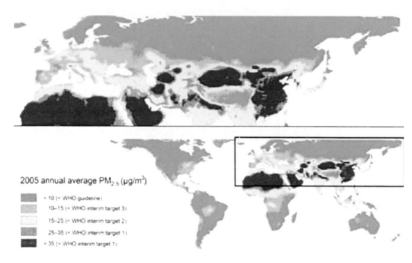

[미세먼지 오염 농도를 보여주는 세계지도]

2005년도 초미세먼지 PM 2.5의 분포 농도: 붉은 색 부분이 미세먼지의 오염이 가장 심각한 지역인데, 아시아에서는 중국의 오염도가 가장 심하며 한국의 일부 지역의 미세먼지 농도도 매우 높은 상황이다.

Reference: WHO (세계보건기구)

1974년에서 2009년 사이 미국의 6개 도시에서 살았던 성인을 대상으로 대기오염과 사망률에 대한 조사를 하였다. 조사 결과는 PM2.5가 2000년에 15μg/㎥로 감소되었다고 했고, PM2.5의 연평균 2.5μg/㎥ 감소는 사망률을 3.5% 감소시키는 효과가 있었으며 1980년대와 1990년대의 평균수명을 2.7년 증가시키는 효과를 보았다고 한다. PM2.5의 영향은 10μg/㎥ 증가할 때마다 사망률은 1.1% 늘어나는 것으로 추정했다.

이 조사 결과는 미세먼지 오염이 사람의 질병발생 및 사망률의 증가에 직접적인 영향을 준다는 것을 뜻한다.

석면

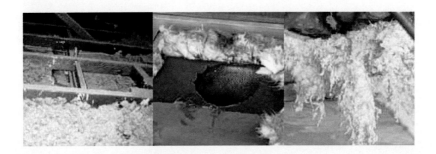

오래된 건물의 건설자재로부터 나오는 석면도 오랜 잠복 후에 폐암을 일으키는 치명적인 물질이다.

오래된 건물에 단열재로 사용해온 석면의 분진은 입자 크기가 초미세 먼지와 비슷하거나 더 작아서(머리카락의 5000분의 1) 숨관이나 폐의 조직 에서 걸러지지 않고 직접 폐세포로 들어가서 침착이 된다.

폐포(alveola) 등에 침착된 석면은 20년에서 40년의 잠복기를 거쳐 폐 암이나 석면폐를 발생시키며, 늑막이나 흉막에 암을 발생시킨다.

항균성분의 잠재독성

- 항균 주방세제의 계면활성제 및 항균성분
- 방향제 및 항균 섬유탈취제의 항균성분
- 항균 목욕제, 항균 비누의 항균성분
- 치약의 항균성분

우리는 일상 생활 속에 여러 가지 항균제품을 사용하면서 살아간다. 항균제품은 얼핏 보면 건강을 위해 바람직한 것 같지만, 크게 보면 항균 성분을 함유하고 있는 소비자 제품은 인간의 질병 예방에 큰 도움을 주지 않는다고 본다.

하지만 일반 소비자들은 소비자의 감성을 자극하는 광고에 현혹되어 많은 항균제품을 구매하고 사용한다. 그리고 소비자 제품 판매 회사들은 경쟁적으로 더 다양한 항균 제품을 개발하고 그 제품에 대해 더 감성을 자극하는 광고를 하여 상품의 매출을 극대화한다.

항균성분을 함유한 생활용품들의 항균화학성분들은 사용 중에 피부나 호흡기를 통해 체내로 흡수될 수가 있다. 특히 양치질 후 치약 성분을 구강으로부터 충분히 깨끗이 씻어내지 않으면 항균성분을 포함한 치약 성분은 적은 양이지만 구강내에서 흡수가 되기도 하며 목구멍으로 위장으로도 흘러들어갈 것이다.

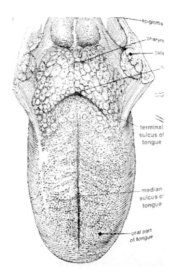

[혀와 목구멍의 그림]

저자가 과거에 글로벌 회사에서 제품 개발 과정에 참여하여 경험한 항균제품들은 항균 비누, 목욕 샤워 젤, 항균 세제, 항균 섬유탈취제, 진드기 제거제 등이 있다. 그 중 항균 비누의 예를 들어본다.

✚ 비누에 들어 있는 항균성분

생활용품에 함유된 항균성분은 주로 Triclosan(TCS)이나 Trichlorocarbanilide(TCC) 등을 포함한다. TCS나 TCC를 따로 넣기도 하고 이중 시너지 효과를 내기 위해 TCS/TCC를 같이 넣기도 한다.

Triclosan: 5-chloro-2-(2,4-dichlorophenoxy)phenol

비누 제조공정 중에 Triclosan을 포함한 항균제를 함유한 비누 스크랩을 높은 온도로 molding 하는 과정에서 Triclosan이 변형되어 다이옥신 또는 그와 유사한 물질들이 발생한다는 것을 필자는 기억한다. 기억이 정확하다면, 그때의 보고서는 온도를 200℃ 이상으로 가열해서 공정처리를 하면 다이옥신 발생이 없다는 것으로 결론을 내렸다. 하지만 온도를 항상 200℃ 이상 올려서 비누 제조과정을 관리하고 또 다이옥신 발생에 대해 분석하는지는 의문이다.

참고로 다이옥신(Dioxin)은 강한 발암성을 가지며 베트남 전쟁에서 살포된 고엽제에 함유된 불순물로 많은 휴유증을 가져온 맹독성 물질이다.

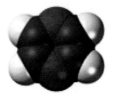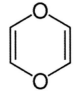

1, 4-Dioxin

상품 출시 이전에 생산자들은 독성학적인 평가와 계산에 의해 인체에 노출 및 흡수되는 성분의 용량을 기준으로, 그리고 인체의 보호작용 메커니즘을 종합적으로 계산하여 항균제품으로부터 나오는 항균성분 독성의 농도는 인체에 위험을 일으키지 않는다고 주장할 것이다. 인체에 대한 그 항균 단위성분에 대한 독성 평가는 옳을 수 있다.

하지만 현대를 살아가는 소비자들은 하나의 제품에만 접촉하는 것이 아니다. 소비자가 수많은 제품들에 노출되고 헤아릴 수 없이 많은 크고 작은 환경독성물질에 노출될 수밖에 없는 현대인의 생활 속에 하나의 작은 독성요인이 다른 독성요인들과 합쳐져서 시너지를 일으킨다면 심각한 수준의 나쁜 결과를 초래할 수도 있을 것이다.

그러므로 살아가는 동안 생활 속에서 접촉되는 작은 독성요인을 하나씩 피해나가며 독성성분에 노출되는 것을 최소화하여 살아가는 지혜가 필요하겠다.

✛ 항균 비누와 일반 비누의 차이는?

그러면 항균 비누가 과연 어떤 혜택을 가져다주는지, 그리고 일반 비누와 어떻게 다른지 살펴보자.

항균성분을 포함한 주방 세제나 항균 비누는 과연 일반 세제나 비누에 비해 월등한 효과를 가져올까? 항균 비누와 일반 비누 양쪽 제품을 가지고 손 세척 후 손에 남은 박테리아 배양 측정 실험을 하였는데, 그 결과는 손 피부로부터 박테리아 제거력이 일반 비누와 항균 비누 사이의 유의한 차이가 없었던 것으로 기억한다.

그러나 회사는 제품의 항균효과 광고를 위해 실험 디자인을 바꿨는데, 일반 비누 대신 물과 항균 비누 사이의 손 피부로부터 박테리아 제거력을 실험하였다. 예상대로 물로 씻는 것보다 항균 비누가 박테리아 제거에 효능이 월등하게 나왔고, 이를 이용하여 광고용 데이터를 만들었으며, 월등한 항균 효과에 대해 지속적으로 시장에 광고하였다.

그러면 일반 비누로 씻으면 항균효과가 없는 것일까? 필자의 답은 일반 비누나 일반 세제의 세척으로도 항균제품만큼 혹은 유사한 수준의 제균 효과가 있다는 것이다. 그 이유는 일반 비누로 손을 잘 씻으면 비누의 계면활성제 능력과 함께 지방이나 균을 포함한 불순물을 피부로부터 깨끗이 제거하는 충분한 위생관리가 되기 때문이다.

일반 비누와 물을 비교해서 실험해도 피부로부터 박테리아가 제거되는 정도에는 큰 차이가 날 것인데, 잘못 디자인된 실험 데이터를 이용하여 항균케미칼을 함유한 항균 제품의 99.9% 제균 광고는 소비자들의 감성을 현혹시킨다.

과학적인 내용을 인지할 수 있는 소비자 여러분의 현명한 선택으로 보다 건강한 삶을 영위하길 바란다.

➕ 간암 발생에 영향을 주는 항균성분 트리클로산(Triclosan)

Dr. Robert H. Tukey(University of California, San Diego School of Medicine)의 발표에 의하면 세제를 비롯하여 치약 등 생활용품 내에 항균 에이전트로 사용되는 트리클로산이 장기간 소비자들에게 노출됨으로써 간암의 발생에 밀접한 영향를 준다고 한다.

The proceedings of the National Academy of Sciences에 발표된 트리클로산에 대한 마우스 모델 독성 연구 결과는 다음과 같다. 트리클로산에 6개월 동안(=사람의 18년에 해당됨) 노출된 마우스들에게 있어서 간 조직의 섬유화와 간암의 발생이 있었다. 이들 중 어떤 마우스들에게는 신장 조직의 섬유화도 같이 발생하였다고 한다.

많은 소비자 제품에 트리클로산이 광범위하게 사용이 되고 있는데, 환경표본 샘플에서 트리클로산이 점점 더 많이 체취가 되고 있다. 하지만 항균 제품에 사용되는 트리클로산의 혜택은 의미가 없는 것 같다. Tukey 박사는 마우스 독성 실험 결과가 의미하는 것처럼 트리클로산이 다른 화합물과 혼합하여 사람의 인체에 장기간 노출된다면 사람에게 간

암을 발생시킬 리스크가 분명 존재한다고 보고한다.

누군가가 동물실험과 같이 인체에서도 같은 결과가 나타날지는 알 수가 없다고 반박할 수 있겠지만, 트리클로산이 75%의 소비자들의 몸속에 그리고 아기 수유를 하는 95%의 엄마의 젖에 존재할 만큼 소비자들은 트리클로산을 함유한 소비자 제품들을 많이 사용하는 것 같다. 이전의 한 연구 보고는 임산부들의 트리클로산 함유 제품 사용에 대한 경고를 하였으며, 트리클로산이 태아 발육에 지장을 준다고 발표하였다.

트리클로산 외에도 참으로 많은 케미칼 성분들이 소비자 제품 사용으로부터나 주위 환경으로부터 인체에 흡수가 된다는 것은 주지의 사실이다. 사실 샤워 젤이나 샴푸, 린스 등의 제품을 사용한 후 혈액을 체취하여 분석해 보면, 그 제품들의 어떤 성분들은 실제로 혈액 속에서 검출된다.

소비자가 사용하는 제품의 특정 성분들이 인체에 흡수된다는 점을 고려할 때, 소비자들은 독성 유발 물질에 노출되는 것을 인지하며 상품을 잘 선택해서 사용하고 주위 환경에 대해서도 관심을 가지고 생활해야 할 것이다.

Reference: Robert H. Tukey, University of California, San Diego School of Medicine,The proceedings of the National Academy of Sciences, NEW YORK DAILY NEWS, Monday, November 17, 2014.

➕ 잠재독성물질에 노출을 줄이기 위한 심플한 생활

소비자 제품에는 허가 요건의 최소량과 관련된 규정 및 규제가 존재한다. 각 제품은 성분에 대한 최소량의 규정으로 소비자를 위한 안전성을 유지시킨다. 이런 규칙에 따라서 소비자 제품을 개발하는 글로벌 회사들은 제품들의 개별 성분과 제품 자체의 안전성에 대해 노출 농도와 접촉 시간 등에 따라 독성 평가를 한 후, 양호하다는 결과가 나왔을 때에 개발하여 제품을 소비자에게 판매한다.

하지만 소비자들은 단 하나만의 제품을 접촉하는 것이 아니라 일생을 통해 매일 수많은 서로 다른 제품들에 함유된 다양한 화학성분들에 접촉하며 살아간다. 일상생활 속의 수많은 상품과 환경 속의 다양한 독성 오염원을 접촉 또는 흡수하며 살아가는 소비자들이 총체적으로 받는 독성물질을 고려해서 최소량을 규제하기는 불가능하다.

그리고 일상생활용품들로부터 나오는 다양한 잠재독성물질뿐만 아니라 대기 또는 환경 오염에서 오는 다양한 독성물질에 대한 장기간의 접촉을 고려할 때 총체적인 독성의 수준은 충분히 염려가 된다. 즉 다양한 방면으로부터 접촉 또는 흡수되는 독성물질의 총량을 계산해서 리스크 평가해보면 위험도는 크게 달라질 수 있을 것이다.

그 많고 다양한 독성성분들에 대한 총체적인 노출(호흡기, 피부, 소화기 등)의 결과는, 적게는 면역력 감소로 인한 피곤함, 감기나 다양한 알레르기 반응부터 시작하여, 심하면 여러 종류의 질병으로 연결되고, 극한의 경우에는 체내 여러 종류의 유전자 변이들을 초래하여 암 발생으로 이

어질 수도 있는 것이다.

독성 오염원에 대한 노출량이 많을수록 그리고 노출 시간이 길어질수록 질병에 걸릴 확률은 당연히 높아진다. 이와 관련된 하나의 예을 들면, 한 연구 발표는 나이가 더 많은사람들에게 더 많은 유전인자의 변이가 생겨 혈액 속에 암 직전 단계의 세포들이 흔히 존재한다고 발표하였다.

혈액 속 세포들의 유전인자의 변화가 40세 이하에서는 드물지만, 65세 이상은 약 10% 정도 그리고 90세 이상은 20%가 유전인자의 변화를 보였다. 이는 오랜 세월 동안 받은 스트레스가 발생시킨 유전인자의 변이로 인해 일어나는 현상인데, 혈액암으로 발전할 수가 있다는 것이다.

따라서 일상생활 속에서 해로운 독성 오염원에 대한 노출을 줄일 수 있는 방법을 배우고 지혜롭게 대처하여 질병이나 암 발생의 리스크를 줄여야 할 것이다.

가능하면 꼭 필요하지 않은 제품의 사용을 자제하는 심플한 생활이 우리의 생활 속에서 독성물질에 대한 노출을 줄이는 지름길일 것이다. 그리고 어떤 제품이라도 사용 전에 제품에 들어 있는 성분에 대해 자각을 한다면 잠재적인 독성성분에 대한 노출을 더 줄일 수 있을 것이다.

💢 정기적인 건강검진 속의 리스크

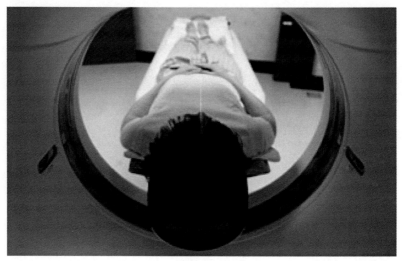

[CT 스캔을 받는 사진]

잦은 건강 검진이나 질병 진단을 위한 검진으로 CT와 X-Ray 같은 의료 방사선에 과도로 노출이 되는 것에 대한 염려가 높아간다.

의료 장비에 의한 방사선 노출 때문에 발생하는 암은 과거 체르노빌이나 후쿠시마 원전 사고 때 다량의 방사능 물질로 인해 암이 발생하는 현상과는 다르다. 사람의 몸에 흡수된 원전 방사능은 빨리 배출되지 않고 체내에 오랜 기간 남아 있으면서 암을 일으키지만, 의료장비로부터 나오는 방사선은 몸을 통과해 지나간다.

하지만 몸을 통과해 나가는 의료방사선이라도 노출되는 횟수가 잦으면 체세포의 유전자 변이를 일으켜 향후 암 발생 확률이 높아진다. 그러므로 CT나 X-Ray 촬영 검사를 너무 자주 받지 않는 편이 좋을 것이다.

🏥 암과 관련된 박테리아와 바이러스

　외부 환경과 생활용품으로부터의 발암독성물질 외에 주목할 것은 발암과 관련된 박테리아와 바이러스이다. 현재까지 밝혀진 것으로는 위암과 관련된 헬리코박터파일로리(Helicobacter Pylori) 박테리아균과 자궁경부암을 일으키는 인유두종 바이러스(HPV - Human Papilloma Virus)가 있다.

● **헬리코박터파일로리**

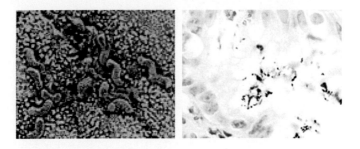

[헬리코박터파일로리(Helicobacter Pylori) 전자현미경 사진(Reference: Wikipedia)]

　헬리코박터파일로리는 1983년에 발견된 박테리아로 감염된 사람의 위 점막에 기생하면서 여러 가지 효소 및 독소를 분비한다. 이에 대하여 사람의 몸에서는 면역 반응이 시작되며 복합적인 염증을 발생시킴으로써 위염, 위궤양 및 십이지장궤양을 일으킨다. 장기적으로는 이 균에 의해 위암의 발생 리스크가 2~3배 높아진다.

　감염 경로는 대변에 오염된 음식물이나 식수에 의해 구강으로의 전파가 가능하며, 구강에서 구강으로도 감염된다고 한다. 이 감염은 특히 아시아인들에게 많은데, 식생활과 위생 상태의 개선으로 감염율은 과거보다 낮아졌다.

이 박테리아는 약물요법(항생제 +위산 분비 억제제)으로 제균이 가능하며 제균의 결과는 궤양 증세가 현저히 감소된다.

● HPV 바이러스

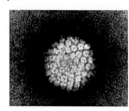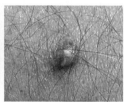

[HPV바이러스(Human Papilloma Virus)와 유두종(Papilloma) (Reference: Wikipedia)]

40개 이상 다양한 종류의 HPV바이러스가 성 접촉을 통해 생식기와 항문 주변에 감염을 일으킨다. HPV에 감염되어도 임상적으로 자각할 만한 증세는 보이지 않는다. 하지만 어떤 사람들에게는 피부에 양성 유두종(종기)을 발생시키기도 하고, 가끔 생식기와 항문 주변에 암을 발생시키기도 한다.

HPV감염은 주로 성 접촉으로 일어나는데, 한 보고서는 '만약 한 여대생이 적어도 매년 1명 이상의 다른 성관계 파트너를 상대한다면, 그녀가 졸업할 때에 HPV 감염 확률은 85% 이상이 될 것'이라고 한다.

90%의 유두종 감염은 HPV6과 HPV11에 의해서 발생하며, 약 70%의 자궁경부암은 HPV16과 HPV18에 의해 발생된다.

현재 두 가지의 HPV 감염 예방백신이 판매되고 있는데, 머크 사의 가다실(Gardasil)과 GSK 사의 세바릭스(Cervarix)가 있다.

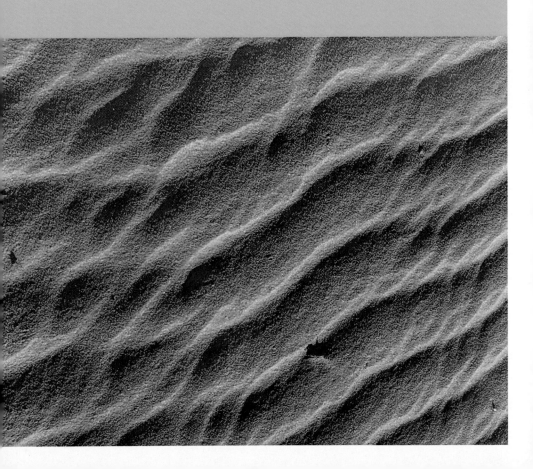

제**14**장

질병의 발생과 치료를 지배하는 요인들

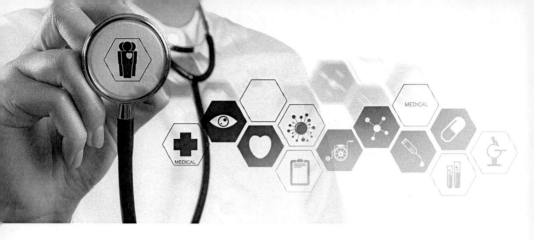

　질병을 일으키는 요인들과 발병 후 치료기간 동안 치료에 영향을 미치는 여러 가지 요인들에 대해 살펴보자. 요인들을 간략히 내부, 중간, 그리고 외부 요인들을 주요 테마로 하여 정리해 본다.

자신의 내부 요인

1. 유전적 요인: 성별, 인종, 유전 특이적 질병
2. 체중, 체력, 비만도
3. 생리학적, 병리학적 컨디션
4. 장기의 상태: 간, 폐, 심장, 신장, 위장, 췌장, 방광 등
5. 나이: 어린이, 청년, 노인

✚ 중간 요인

1. 기호품: 담배, 술

2. 식품 및 식습관

3. 스트레스와 정신 불안정

✚ 환경적 외부 요인

1. 기후, 햇볕 자외선, 환경오염

2. 교육 수준, 문화, 사회 및 경제 수준

3. 질병 진단, 의료 및 진료, 치료 방식(의료 수준)

4. 환자의 순응도

이들의 여러 가지 요인들이 제각각 신체에서 병의 발병과 병의 치료에 다양하게 영향을 미칠 것이다. 그런데 이 요인들이 나쁜 방향으로 복합적으로 엮어지면 더 심각한 수준으로 질병에 영향을 미칠 수가 있다.

그러므로 자신의 신체에서나 주위의 환경에서 나타날 수 있는 여러 가지 리스크 요인들을 배우고 이해함으로써 자신에 대한 리스크를 낮출 수 있도록 노력해야 할 것이다.

🏥 흡연

흡연의 폐해에 대해서는 이미 너무나 많이 알려져 있고 뜨겁게 논의가 되어왔다. 하지만 여전히 많은 흡연자들과 미래의 흡연자들에게 흡연 때문에 발생하는 많은 질병에 대한 주의를 지속적으로 환기시켜야 할 필요가 있다.

많은 사람들이 흡연으로 인한 여러 가지 복합적인 질환에 시달린다. 흡연은 신체의 거의 모든 기관에 해를 주어 호흡 곤란을 일으키는 폐기종, 만성폐쇄성 폐질환(COPD), 당뇨, 대장암 등 여러 종류의 심각한 질병을 일으키게 한다.

2014년 10월에 보고된 바에 따르면 미국에서만 흡연으로 인해 매년 1천4백만 명의 환자가 발생한다고 한다. 이 중 750만 명의 미국 성인들이 흡연으로 인한 만성폐쇄성 폐질환(COPD) 때문에 호흡 곤란을 겪고 산다.

JAMA Internal Medicine에 발표된 연구 자료는 흡연 때문에 발생한 질병 데이터를 다음과 같이 나열하였다.

- 심장마비 – 230만 건,
- 암 – 130만 건,
- 뇌졸중 – 120만 건,
- 당뇨병 – 180만 건

Reference: JAMA Internal Medicine Oct, 13, 2014

✛ 음식

세계 암 발병 중 1/3은 미국 사람들에게서 발생한다고 한다. 인구 비례적으로 암 발병율을 계산해 본다면 미국에서의 암 발생율은 다른 나라를 종합 평균해서 비교를 하면 몇 배가 될지 모르겠다.

미국에서 암 발생율이 높은 이유는 도대체 무엇일까? 미국의 삶의 질과 생활환경은 세계에서 가장 높은 그룹에 속하는데, 왜 암발생율이 높은 것일까?

물론 미국에서 암 진단 기술 진보의 도움과 함께 정기적인 암 검진으로 발견해내는 암 발생의 횟수가 그렇지 못한 후진국에 비해 더 많겠지만, 암 발병율이 이렇게 높은 것에는 또 다른 이유가 있다.

암 발병율이 높은 이유는 식생활의 문제가 으뜸가는 요인이라고 추측한다. 앞에서 설명한 고에너지 식품의 다량 섭취가 일으키는 고도의 비만은 흡연에 못지않는 암 발생의 위협이 된다는 발표가 이를 뒷바침한다. 그렇게 때문에 평상시의 식생활 패턴뿐만 아니라 암 발생 이후의 치료 과정에서의 식생활 패턴도 매우 중요한 것이다.

비만을 줄이는 식생활은 암 예방뿐만 아니라 암 치료 효과도 높이며, 나아가 어떤 자연식품은 암의 재발을 장기적으로 막는다는 여러 가지 연구 보고를 종합해 볼 때 음식물 섭취는 암 질병에 있어서 가장 먼저 주목해야 할 중요한 항목이겠다.

🏥 비만과 암의 상관관계

2014년에 미국 암학회 ASCO는 비만에 대해 최초의 공식적인 성명을 내었는데, 과거 수십 년 동안 당뇨나 심장병과 같은 질병에서는 비만이 주 발병 원인으로서 취급되어 왔지만, 비만 탈출은 암의 예방을 위해서나 암 치료를 위해도 도전해야 할 핵심적인 요인이라고 한다.

Journal of Clinical Oncology의 발표 또한 비만과 암의 상관관계의 중요성에 대해 알아야 하며 그에 대한 교육이 필요하다는 내용을 담고 있다. 연구 결과는 비만이 암으로 인한 사망 요인의 20%를 차지한다는 것과 흡연이 발암의 주요인이라고 하지만, 비만의 위험성도 흡연에 못지 않다는 내용이다.

2014년 10월의 미국 암학회의 보고는 비만과 암의 상관관계를 주시해야 할 것임을 강조한다. 지난 30~40년 동안 미국을 비롯한 선진국에서는 비만이 엄청나게 증가하였다. 비만은 심장병이나 당뇨병을 일으킬 뿐만 아니라 암을 발생시키는 숨은 리스크 요인이기도 하다.

암 진단 후에 치료를 위해 여러 과정을 거쳐가는 데 있어서 비만은 그 예후를 악화시키는가 하면 항암제 치료 효과를 감소시키며 합병증이나 또 다른 악성 종양 발생의 리스크를 증가시킨다. 비만은 암 조직 주위에 미세혈관 형성을 증대시켜 암의 성장을 돕는다고 한다.

암 진단 직후에는 암 환자를 돌보는 팀은 환자가 적극적으로 비만을 줄이고 리스크를 줄일 수 있는 생활패턴을 갖도록 도와야 할 것이다. 건강인들의 체중 및 체질 관리와 마찬가지로 암 환자를 위한 특별한 체중

관리 가이드라인이 필요하겠다.

Reference: Jennifer A. Ligibel, MD, Dana-Farber Cancer Institute, 450 Brookline Ave, Boston, MA 02155, Nov. 11, 2014
Zalman S. Agus, MD; Emeritus Professor, Perelman School of Medicine at the University of Pennsylvania and Dorothy Caputo, MA, BSN, RN, Nurse

➕〰 어린이 비만과 백혈병

또 다른 중요한 보고는 비만이 어린이 백혈병 환자에 미치는 영향에 대한 설명인데, 꼭 주목할 필요가 있다.

'비만은 암 사망과 밀접한 관련이 있다.'고 Dr. Mittelman이 2014년 AACR(American Association for Cancer Research) 학회에서 발표하였다. 그는 백혈병을 사례로 들어 설명하였는데 '비만은 암 발생을 증가시킬 뿐만 아니라 비만 어린이의 급성백혈병 환자들의 재발률이 비만하지 않은 환자에 비해 훨씬 높다.'고 하였다.

동물 모델을 이용한 비만과 암의 메커니즘 연구 결과를 보자. 비만 백혈병 마우스가 항암약물 투여 후의 생존율이 낮게 나왔는데, 지방세포(Adipocytes)가 나쁜 결과의 주요인으로 밝혀졌다.

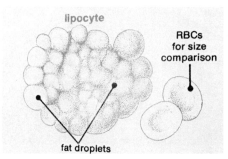

[지방세포와 적혈구의 크기를 비교하는 그림]

지방세포는 항암 약물을 흡수하여 약물이 백혈병 암세포에 도달하는 것을 방해할 뿐만 아니라, 지방세포는 asparagine, glutamine, fatty acids, and other fuels 등을 분비하여 주위의 암세포의 생존을 돕고 암세포분열과 성장을 돕는 동시에 암세포가 자살로 가는 경로를 방해한다.

백혈병에 걸린 어린이 환자들에게 초기에 스테로이드를 처방하는데, 이런 경우에 스테로이드는 어린 환자의 체지방을 25%나 증가시키게 된다. 스테로이드로 인해 식욕 또한 좋아져서 체지방이 더욱 증가하게 되는데, 이는 백혈병 치료 약물의 효과를 감소시키며 생존율도 낮추는 결과를 가져온다.

이러한 비만의 역효과는 체지방을 줄임으로써 되돌릴 수 있는 것으로 연구 발표되었다. Children's Hospital Los Angeles의 Dr. Etan Orgel은 항암제 투여 기간 동안에 비만을 줄인 환자의 치료 결과는 그렇지 않은 환자에 비해 더 나은 결과를 보였다고 한다.

결론적으로 과체중의 비만은 암의 발생을 도울 뿐만 아니라 암 발생 후의 예후까지 어렵게 만드는 주요 요인이 되므로, 비만은 건강할 때와 마찬가지로 암 발병 이후에도 잘 관리해야 하는 것이다.

References:
1. Mittelman SD: Childhood obesity and leukemia: Opportunities for intervention. AACR International Conference on Frontiers in Cancer Prevention Research. Presented September 30, 2014.

2. Calle EE, Rodriguez C, Walker-Thurmond K, et al: Overweight, obesity, and mortality from cancer in a prospectively studied cohort of U.S. adults. N Engl J Med 348:1625-1638, 2003.

3. Orgel E, Sposto R, Malvar J, et al: Impact on survival and toxicity by duration of weight extremes during treatment for pediatric acute lymphoblastic leukemia: A report from the Children' s Oncology Group. J Clin Oncol 32:1331-1337, 2014.

✚ 비만 과체중과 신체 노화, 그리고 질병

사람의 몸은 그 장기와 조직 그리고 그들의 세포들과 같은 속도로 늙어간다. 그런데 비만 과체중은 신체 나이를 더 빠르게 늙게 한다.

예를 들면, 비만 과체중은 간을 더 빠르게 늙게 만들며 간암과 인슐린 저항성, 즉 당뇨병을 발생시키는 데에 밀접한 관련이 있다.

비만과 암의 관련성 이외에 주목해야 할 것은 비만이 영향을 주는 신체 나이(실제 연령에 대비하여)를 어떻게 계산하는지 알아보자.

사람의 간은 대략 각 10 BMI(body mass index, 체질량지수)에 3.3을 곱한 나이를 먹는다고 보면 된다. 같은 나이에 같은 높이의 키를 가진 두 사람의 BMI가 20의 차이가 난다면 20 X 3.3 = 66개월(5.5년) 정도 더 신체가 늙은 것으로 해석을 하면 된다.

🩺 대두콩 단백질의 유방암 성장 유전인자 활동 촉진

2014년 미국립암연구소(NCI)의 연구발표에 따르면 대두콩의 단백질이 유방암에 걸린 여성의 암 성장과 관련된 유전인자의 활동을 촉진시킨다고 한다.

연구자들은 유방암 환자들이 대두콩 류의 음식을 가능하면 소량만 섭취하거나 대두콩 류의 영양보조제 섭취를 피하라고 제의한다.

근래에는 GMO 기술을 이용한 대두콩을 재료로 한 상품이 많은데, GMO 콩과 자연 대두콩이 인체에 미치는 차이점이 있는지 궁금하다. 많은 단체들이 GMO 식물 제품의 안전성에 대해 지난 30여 년 동안 공격해 왔지만, 아직 유전자 조작을 이용한 GMO 식품이 인체에 미치는 독성이나 부작용에 대해 정리된 것은 없다.

🩺 탄산음료가 노화를 촉진

2014년 10월 18일에 American Journal of Public Health에 미국 갤리포니아 주립대(UCSF) 연구팀은 5,300 명의 건강한 성인을 대상으로 탄산음료가 몸의 세포 노화에 어떤 영향을 미치는지에 대한 보고를 하였다.

UCSF의 Epel's 연구팀은 설탕이 든 탄산음료를 마신 사람들의 염색체 끝부분인 말단 소립(Telomere)이 더 짧았다는 것을 알아내었는데, 짧아진

말단 소립(Telomere)으로 인해 새로운 세포의 생성이 더뎌져 몸의 노화를 빠르게 하여 질병과 죽음으로 가는 길을 재촉한다는 것이다. 즉 노화가 더 빠르게 진행되는데, 설탕 탄산음료가 원인이 된다는 뜻이며 나아가 여러 질병의 유발 요인이 된다는 것이다. 개인적으로는 탄산이 어떤 기여를 하는지 모르겠지만 음료 속의 설탕이 더 문제로 보인다. 그리고 이 보고는 고에너지 식품 섭취가 노화를 빠르게 하는 것과 같은 선상에 있겠다.

세포의 염색체에 있는 말단소립(Telomere)의 길이가 나이가 들어감에 따라 점차 줄어드는데, 이 연구 보고는 건강한 음식물 섭취로 이러한 노화 형태를 극복할 수 있다는 주장이다.

✚〰 유방암 예방은 2세 때부터 시작되어야

미국 세인트루이스대학 교수 Dr. Graham A. Colditz는 유방암 예방은 두 살 때부터 시작되어야 한다고 주장한다. 질병 예방을 위한 좋은 생활습관은 어릴 적부터 시작해야 하며 성장 이후 중년에 들어서서 시작하는 것은 질병 예방에 이미 늦을 수 있다.

어릴 적에 시작한 예방 습관은 유방암 발생을 70% 감소시키는 반면에 중반에 시작한 예방 습관의 발생율이 50% 감소 효과만을 나타내는 것과 비교가 된다.

여성의 첫 생리 시작과 첫 아이를 낳는 사이의 기간이 유방 조직이 가장 빠르게 여물고 그리고 그 유방 세포들이 가장 빠르게 변화하는 시간이다.

적어도 이 기간 동안에 나쁜 식습관으로 너무 많은 칼로리의 음식, 과량의 동물 단백질 섭취에 반해 운동량이 적고 음주량이 많다면 이는 충분히 유방암에 걸릴 높은 리스크를 가져온다.

그러므로 유방암 예방을 위해서는 어릴 적부터 식습관 및 생활습관에 대한 교육 훈련을 시켜야 하겠다.

Reference: Dr. Graham A. Colditz, St. Luis Prof., Oct 15, 2014

✚ 자연식품과 대체약물요법

정상적인 성인의 몸에서 미세혈관이 형성(Angiogenesis)되는 경우는 임신 후 태반이 만들어질 때나 몸에 물리적인 상처를 입은 후에 빠른 시간에 정상으로 회복하기 위해 미세혈관이 만들어진다.

그러나 비정상적으로 미세혈관이 빠르게 만들어지는 경우는 암세포가 형성되고 성장해나갈 때일 것이다. 이 비정상적인 혈관 생성 이유는 암세포가 암세포 주변에 혈관을 생성해서 필요한 영양분을 공급받아야만 생존과 성장이 가능하기 때문이다.

만약 암세포 주변에 혈관 생성을 완전히 막을 수만 있다면 암세포의 성장을 멈추게 할 수 있을 것이다. 새로 개발된 항암제 중에는 완벽하지는 않지만 암세포의 혈관 생성을 막는(Anti-angiogenesis) 기능을 가진 약물들이 있다.

가끔 어떤 특정한 자연 식품을 섭취하여 암의 진행이 더뎌지거나 멈춰져서 오랜 기간 동안 건강을 유지하며 살아가는 경우를 보게 된다.

내부에서 어떤 생화학적인 일이 일어났는지 알 수는 없지만, 어떤 환자는 어떤 자연식품을 복용하면서 큰 부작용 같은 어려움 없이 암을 극복하면서 생활하는 사례를 듣기도 한다.

✚ 음식물이 암세포 주변의 미세혈관 형성(Angiogenesis)을 막는다?

위에 언급한 자연식품이 이러한 암세포의 미세혈관 형성에 영향을 주는지 알 수는 없으나, 어떤 연구 발표는 잘 선택한 음식물이 암세포 주변의 미세혈관 형성(Angiogenesis)을 막는다고 한다.

많은 암 환자들이 약물요법과 자연요법을 병용하거나 혹은 항암 치료 몇 단계를 완료한 후에는 자연요법으로만 항암 치료를 하는 경우가 종종 있는 것 같다.

자연요법의 암 치료는 주로 특정한 자연식품을 섭취하는 것으로 알려져 있다. 발표되는 자료에 의하면 특정 식품들은 체내에 미세혈관 형성을 방해하는 역할을 함으로써 암 성장의 진행을 막거나 더디게 하는 효과를 가져온다고 한다.

표적약물 요법 중 하나인 Anti-Angiogenesis^(혈관 생성 방해) 약물들이 이미 임상시험을 거쳐 판매되고 있다. 하지만 이 표적약물들은 암세포의 특정한 부분들을 접속하여 혈관 형성을 막는 역할을 하는데, 여러 가지 부작용을 일으키기도 하며 궁극적으로 완벽한 효과를 가져오지 못한다.

Anti-Angiogenesis^(혈관생성방해)약물의 효과

- A: 약물을 쓰지 않은 암 조직 혈관 생성
- B: 약물을 사용한 7일 후 혈관 조직의 변화
- C: 약물 사용을 중단한 2일 후 혈관 조직의 변화
- D: 약물 사용을 중단한 7일 후 혈관 조직의 변화

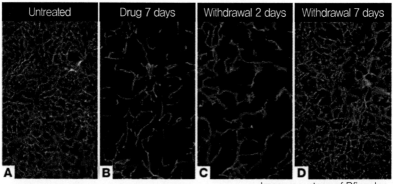

Image courtesy of Pfizer Inc.

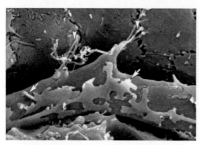

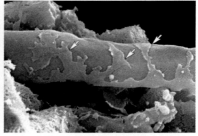

[약물을 쓰지 않은 암 조직 혈관 생성]
– 혈관 외부에서 싹이 트는 형상을 보임

[약물을 사용 7일 후 혈관 조직 변화]
– 혈관 외부의 싹이 사라짐

Image courtesy of Pfizer Inc.

이는 암세포가 표적약물의 특정 공격회로를 극복하여 생존해 나가기 때문이다. 한편 자연식품 요법의 메커니즘을 분자생물학적으로 모두 밝혀내기는 어려우나, 아마 복합적으로 많은 생화학적인 회로들에 자연식품들이 관여를 히여 미세혈관 생성을 막는 역할을 하는 것 같다.

여러 연구 논문들이 미세혈관 억제 효과를 보이는 자연식품에 대해 발표를 하였다. 이러한 효과를 보인 효능 성분을 포함한 자연식품의 예를 보면, Resveratrol(적포도주, 포도), Polyphenols(차 종류), Nasunin(가지), Carotenoids(당근 야채) 등 여러 가지 자연식품이나 기능성 식품들이 있다.

Reference:
E. Brakenhielm, FASEB 2001
Y. Cao, J. of nutritional biochem 2002
K. Matsubara, ACS 2005
S. Kuhnen, J. of Functional Foods 2009

✚ 자연 항암제, 버섯 추출물 AHCC

Human papillomavirus(HPV, 인유두종 바이러스) 감염은 자궁경부암 등의 주원인으로 알려져 있다. 2014년 10월, 한 암학회에서 발표된 연구 결과는 버섯의 추출물인 active hexose correlated compound(AHCC)가 HPV 바이러스 감염을 박멸하는 데 효과가 있다는 것이다.

10명의 피험자를 대상으로 한 임상연구에서 3g의 AHCC를 6개월 간 복용시켰더니 그 중 6명의 피험자에게서 HPV 감염이 사라졌고 다른 피험자들은 계속 시험 연구를 진행하고 있다고 한다.

주연구자인 Judith A. Smith, PharmD에 따르면 AHCC의 효과는 빨리 나타나지 않고 6개월이 지나서야 효과를 보이기 시작하였다.

전임상 연구에서 AHCC는 HPV바이러스 박멸에 효과를 증명했는데, AHCC가 HPV16과 HPV18를 소거하는 기전은 체내의 인터페론(interferon)- α, β, and γ의 출현을 활성화시키서 면역력을 증대시키는 데 있다.

연구팀은 이 기초 임상 결과를 토대로 하여 다음 단계의 임상 2상을 준비하고 있다. 그리고 음부 점막·항문 둘레에 생기는 바이러스성 돌기 제거에도 AHCC가 효과를 나타낼 것으로 보며 연구를 진행한다고 한다.

Reference: Judith A. Smith, PharmD ((associate professor in the Department of Obstetrics, Gynecology and Reproductive Sciences at the University of Texas Health Sciences Center at Houston Medical School); 11th International Conference of the Society for Integrative Oncology ((Abstract 138, Presented October 26, 2014

✚ 잠재독성물질의 접촉을 낮추는 Well Being을 위한 요약

앞에서 설명한 독성학의 원리과 일상생활 속의 잠재독성물질을 이해하여 다음 5가지를 실천해 보자.

a. 주거지의 선택 – 미세먼지의 도심 속 콘크리트 아파트와 대비하여 공기가 맑은 산과 숲 근처의 나무 정원을 가진 주거지역이 삶의 질을 더 높이지 않을까?

b. 단순화한 생활 스타일 – 다양한 합성화합물을 함유한 상품들에 대한 노출을 줄이는 생활. 꼭 필요한 상품인지, 어떤 성분이 들어 있는지를 인지하고 사용하자.

c. 음식의 선택 – 고에너지의 음식 섭취나 과식을 피하며 간편한 자연 식품 위주의 적당량의 식사를 어릴 적부터 습관화하자.

d. 발암물질을 적극적으로 회피하는 생활 – 담배 흡연, 과음의 독성을 구체적으로 이해하고 그에 대한 노출을 피하자.

e. 운동 – 좋은 음식과 함께 면역력을 높이기 위해 가장 필요한 것은 운동이다.

제15장

죽음을 선택할 수 있는 권리

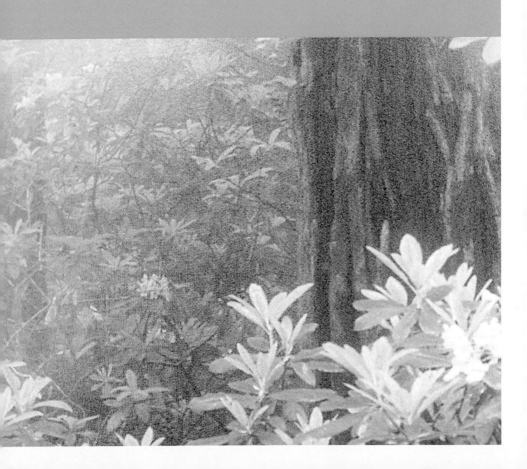

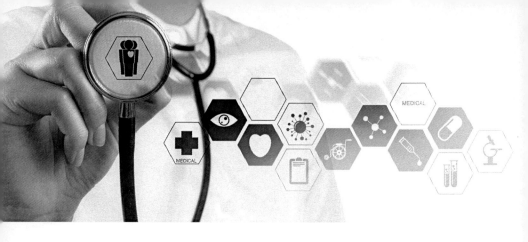

회복 불능의 고통 속에 있는 중병 환자에게
죽음을 선택할 수 있는 권리를 줄 수는 없을까?

앞 장에서 말기암 환자들을 위해 (1) 과잉 의료서비스로부터 환자의 존엄
성과 품위를 보호하기 위한 논의가 있었고, (2) 환자가 보다 안락하게 마지막
시간을 보낼 수 있도록 도와주는 호스피스 서비스에 대한 논의가 있었다.

앞의 두 가지 논의보다 더 진보된 적극적인 논의는 고통 없는 죽음을
위한 안락사(euthanasia) 혹은 조력 자살(assisted suicide)이다.

'의사의 도움을 받는 안락사나 조력 자살로 환자가 죽음을 선택할 수
있는가'에 대한 논란은 오래 전부터 있어 왔고 현재에도 지속되고 있다.

현재 유럽의 5개 국가(네덜란드, 벨기에, 룩셈부르크, 스위스, 프랑스)들이 이
를 허용하고 있다. 그리고 현재 미국에서 죽음 선택권을 허락하는 주는
오리건 주가 1997년에 시작한 것을 필두로, 워싱턴, 몬태나, 뉴멕시코, 그
리고 버몬트 주가 허용하고 있다. 2015년에는 적어도 미국의 26개 주와
워싱턴 D.C.에서 이 입법을 이슈화할 것으로 기대하고 있다.

점점 더 많은 여러 나라에서 그리고 미국의 더 많은 주에서 이에 대

한 입법을 논의하고 있으나 찬반의 논란이 뜨겁게 오간다. 현재는 미국의 뉴저지, 뉴욕, 그리고 코네티컷 등 세 개 주에서 이 법안에 대해 적극 논의 중이다.

안락사 혹은 조력 자살에 대한 법안은 회복 불능의 중병으로 죽음을 앞에 둔 환자가 스스로 생을 마치는 데 의사가 도움을 줄 수 있도록 허용하는 것이 목적이다.

20년 이상 암환자들을 위해 간호사로 일한 뉴저지의 Janet Colbert는 회복 불능의 중병환자들 중 어떤 환자들은 자신들이 죽을 수 있도록 간호사인 자신에게 도움을 요청하였다고 한다.

지금은 Janet Colbert 자신이 간암에 걸려 있으며 자기 자신의 생을 끝낼 수 있는 선택을 원하고 있다. 69세의 Janet Colbert는 고통의 연속인 긴 죽음의 과정을 정말로 피하고 싶다는 것이다. 즉 무의미한 삶의 연장을 중단하고 고통 없이 평화롭게 죽을 권리를 요구하는 것이다.

Janet Colbert이 원하는 죽음 선택권은 뉴저지 주의 입법 과정에 있는데, 의사들이 원하는 중병환자들의 생을 마감할 수 있도록 돕는 것을 허락하라는 내용이다. 유사한 법안이 뉴욕과 코네티컷 주에서도 논의 중이다.

하지만 이러한 법안들은 미국 전역에서 이슈가 되는 논점을 반영하는 것인데, 결론은 불확실하며 로마 가톨릭교회, 미국 메디컬협회, 그리고 다른 여러 단체들로부터의 반대에 부딪히고 있다.

이 입법에 대한 반대자는 이것은 매우 위험한 발상이라며, 이 법의 방향이 잘못 가고 있다고 주장한다. 반대자들의 주장은 다음과 같다.

- 죽음 선택권을 준다는 것은 자연사에 있어서는 어떤 존엄성이 없는 것처럼 보일 수도 있다.
- 자살이 어떤 이들에게는 수용이 될 수 있고, 어떤 이들에게는 수용되지 않는 모순의 메시지를 줄 수 있다.
- 대안으로 가톨릭교회는 마지막 중병 환자에게 도움을 주는 호스피스와 같은 완화의료 선택을 제안한다.
- 이 법안은 생을 예정 수명보다 더 빨리 마치게 하는 법적 권한을 주는 것이다.
- 더 염려스러운 것은 이 법안은 신체적으로 불구한 사람들의 생명의 가치를 낮추는 것이다.

반면에 지지자들의 주장은 다음과 같다.
- 의사의 도움을 받아 죽음 선택을 하는 중병 환자를 자살하는 것과 동일시하는 것은 맞지 않다.
- 이 환자들이 그렇게 고통스럽고 어려운 상황에 있지 않았다면 그들은 죽음이 아닌 삶을 선택할 것이다.
- 자살을 하는 사람들은 어떤 상황에서라도 살기를 거부하는 것인데, 이들과 중병 환자들이 죽음을 선택하는 것과는 구별이 되어야 한다.

입법을 추진하는 뉴저지 민주당 국회의원 John Burzichelli는 입법안의 핵심 항목을 이해하면, 반대하는 사람들의 염려나 주장은 그 근거가 없다고 말한다. 입법안의 핵심 항목을 보자.

- 만성질병이나 신체적 불구 등은 마지막 단계의 중병이 아니라고 정리되어 있고, 죽음을 선택할 만큼의 중대한 병에 대해서는 자세하고도 투명하게 정리 기술이 되어 있다.
- 뉴욕과 뉴저지의 법안에는 주치의와 자문의사가 해당 환자가 회복 불능의 병으로 고통받고 있고, 6개월 이내에 죽을 것인지에 대한 결정을 반드시 같이 해야 한다.
- 환자는 반드시 문서와 구두로 죽음에 대한 선택을 해야 하며, 그리고 15일 이후 재차 구두로 요청을 해야 한다.
- 또한 제3자 한 명을 포함한 두 명의 목격자들이 요청 문서에 대한 환자 결재 사인 시에 배석해야 한다.
- 그리고 환자는 죽음의 약을 스스로 자신에게 투약해야 한다.

각 주에서 입법자들은 법안 검토를 밀어붙이지만, 주 정부 지사들은 이 발상에 대해 그리 호의적이지 않은 것 같다고 한다.

연명치료가 초래하는 말기 환자의 삶의 질의 어려운 문제와 같이, 고통 속에 있는 회복 불능의 환자를 의료기기에 의존하여 연명을 시키는 것이 과연 그 환자를 위하는 길인지 아니면 안락사나 조력 자살을 원하는 환자에게 허락을 하는 것이 옳은 것인지에 대해 깊은 고민을 해야 하겠다. 다음에 내가 만약 고통 속에 있는 회복 불능의 환자라면 어떤 선택을 할까?

Reference: By Joseph De Avila, Feb. 16, 2015
Bills Would Let Doctors Help Terminally Ill Patients End Their Lives; Measures in New Jersey, New York and Connecticut Legislatures

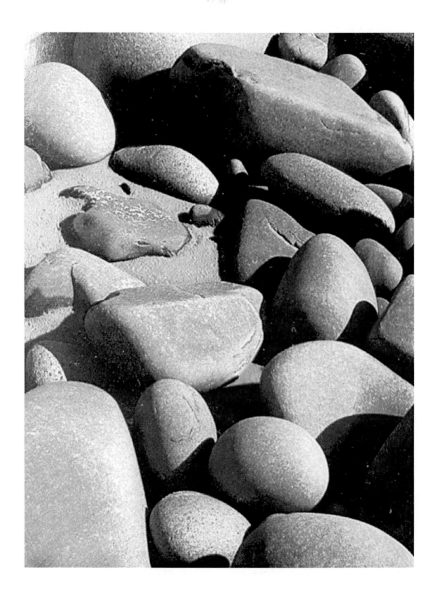

암과의 전쟁

1971년 미국 닉슨 대통령이 암과의 전쟁을 선포한 이후 2014년 말까지 40여 년 동안 약 $90 Billion(〉90조 원) 이상이 미국에서 암에 대한 연구에 투입되었다고 한다. 이런 적극적인 연구 지원 덕분에 암 진단과 치료를 위한 기술이 엄청나게 진보해 왔다.

생존기간 연장을 보면, 암 발생 진단 후 과거에는 몇 주에서 요즘에는 몇 달 혹은 (암 종류와 환자에 따라서) 몇 년 더 생존이 연장되고, 암 종류에 따라서는 어떤 환자는 거의 완치가 되는 경우도 본다.

미래에는 현재의 약물보다 더욱 월등한 약물들이 등장할 것이다. 그때 암이 발병한다면 지금보다 훨씬 나은 항암제의 효과를 볼 수 있을 것이고 생존 기간도 더 길어질 것임이 틀림없다.

미래의 첨단 항암치료약의 등장과 함께 '운동(Exercise), 영양(Nutrition), 그리고 부작용 관리(Symptom Control)' 개념의 재활프로그램을 적극적으로 잘 활용한다면 현재의 생존 기간 보다 몇 년 이상 더 길게 해 줄 것으로 본다. 즉 베이비붐 세대가 그들의 암이 70대에 발병이 되더라도 현재의 평균수명인 80세 이상까지 생존이 가능할 수 있다는 생각이다.

현재의 표적약물의 한계를 뛰어넘는 더 근본적인 치료법을 모색하는 암치료 연구들도 많다. 예를 들면, Re-engineered 바이러스 요법, 유전자 변형박테리아 요법, 차세대 면역 요법, 그리고 암 전이를 막는 항암제 등이 그것이다.

시장에서 기대되는 차세대 면역요법은 또 다른 차원의 항암치료일 것이다. 이는 암세포가 면역세포를 무력화시키는 과정을 막아 면역세포가 암과 잘 싸우는 해결책이 될 수 있기 때문이다. 이 면역요법이 다른 치료제와 병용이 될 때 암치료 효과는 더욱 좋을 것이다.

과거 홍역과 천연두 같은 질병을 정복했던 백신들처럼, 혹시 Re-engineered Virus(Virotherapy)나 유전자 변형 박테리아를 이용한 암치료제가 등장하여 한방에 암을 정복할 수 있는 때를 기대도 해 본다. 임상에서 이들 바이러스와 박테리아로 인해 일어날 부작용이 잘 해결이 된다면 그야말로 꿈의 암치료제가 될 수 있을 것이다.

미래에는 암도 하나의 보통 질병 중 하나로 분류가 되는 때가 올 것을 간절히 기대해 본다.

어떤 명령

생명의 기본 요소인 DNA 그리고 DNA를 구성하는 유전인자들은 그 생명의 생존과 번식을 위해 프로그램되어 있다. 생로병사의 과정은 각 생명체의 유전인자들의 종합적인 프로그램에 따라 돌고 돌아간다.

살아가는 동안 생체 속에는 세포들이 수많은 사이클의 생성과 사멸를 거치면서 그들이 맡은 임무와 기능을 수행해 나간다. 그러한 과정 중에 노화된 세포는 내외의 스트레스로부터 쉽게 피해를 입어 기능이 떨어지고 노화된 세포 자신으로 인해 주변의 조직을 약화시키게 된다. 즉 기능을 제대로 못하는 노후한 세포는 주변 조직에 폐를 끼치게 되는 것이다.

그러나 생체는 조직 전체에 대한 부담을 없애기 위해 노화한 세포에 어떤 명령 신호를 보내어 기능이 떨어진 노화 세포에게 자살을 시키고 그 세포를 해체시킨다. 즉 노쇠한 세포들은 어떤 신호를 받아 스스로 자살(apoptosis)을 하게 되는 것이다.

자살을 택하여 자신을 해체 분해시킴으로써 주위의 조직 그리고 나아가 전체 조직 기관을 보호하고, 생성되는 다음 세대의 젊고 건강한 세포들이 그 기능을 충실하게 하여 몸 전체의 건강을 유지하게 해 주는 것이다.

이러한 맥락을 좀 더 큰 차원으로 보면, 암의 발생은 인류 전체의 장기적인 지속 보존을 위한 세대교체를 생리학적 유전학적으로 내리는 하나의 프로그램된 또 다른 명령일지도 모른다. 즉 생체 내부의 유전자 변이에 의해 정상세포가 암세포로 변화하면서 일어나는 암의 질병 또한 그 종의 순환 프로그램에 따라서 일어나며, 종의 장기적 보전을 위한 어떤 명령으로 해석해본다.

인간의 끊임없는 노력에 의한 과학기술의 발전에 힘입어 현재 인류의 평균수명이 제1차 세계대전 전의 약 40세와 비교하면 거의 두 배로 길어졌다. 그러나 과학기술이 엄청나게 발전했는데도 불구하고 과거나 지금이나 인간의 최대수명(115세 정도)은 비슷하며 더 길어질 조짐이 보이지 않는다. 인간의 노력으로 평균수명은 늘일 수 있으나 최대수명의 한계는 인간의 힘으로 극복될 것 같지 않다.

인간의 몸속에는 각자 자신의 삶의 끝이 어디쯤에 있는지 프로그램이 되어 있겠지만, 공통적으로 시계바늘이 앞으로 나아갈 때마다 우리들은 죽음을 향해 한걸음씩 다가간다. 내 시간은 언제가는 멈출 것이다. 나는 매일을 살고 있지만 또한 매 순간 죽음을 향해 나아가는 것이다.

죽음은 새로운 시작이라고도 한다. 이를 자기 자신의 새로운 시작이라기보다는 다음 세대를 위한 새로운 시작이라고 해석해 본다. 하지만 임종 시 새로운 빛을 향해 가는 것을 느낄 수 있다면 참으로 큰 행운일 것이라고 기대도 해본다.

우리는 남은 여정을 나름대로 열심히 살아갈 것이고 그리고 마지막 문으로 아름답게 퇴장을 할 것이다.

개발 중인 항암 치료 약물 관련
최신 과학기술 정보
– 미래의 희망스런 약물

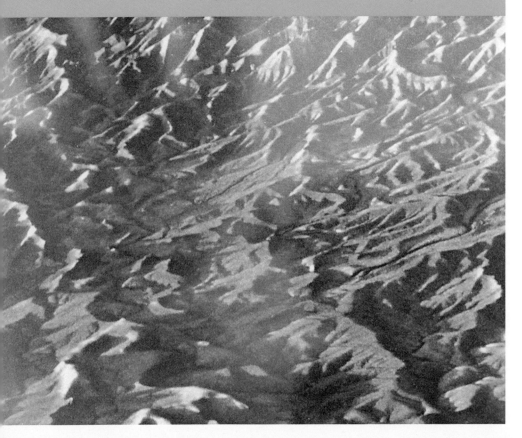

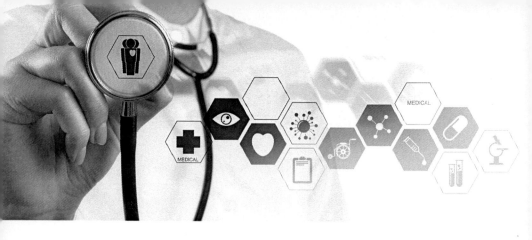

💠 암 전이를 막는 항암제

2014년 8월 17일, 미국 Drexel 의과대학으로부터 나온 새로운 개념의 암 전이를 막는 항암제 개발에 대해 간략히 소개하겠다.

예를 들면, 유방암 조직이나 전립선암 조직으로부터 암세포가 떠나 혈관을 돌아서 골수(Bone marrow) 조직에 도달할 때 골수 조직 세포면의 Fractalkine(프랙트알카인)이라는 Protein(단백질)을 만나게 된다.

즉 떠도는 암세포가 골수세포의 프랙트알카인과 결합한 후 그것을 통해 암세포의 화학적인 신호를 골수세포에 집어넣어 골수조직에 암을 발생(암 전이)시킨다. 즉 암 유전인자를 골수세포에 전염을 시키는 것과 같다.

새로운 약물은 암세포가 프랙트알카인에 결합하는 것을 막아서 암세포의 전이를 막는 역할을 한다. 그러면 암세포가 새로운 종착지를 찾지 못하고 혈관 속으로 떠돌다가 48시간 이내에 암세포의 생을 스스로 마치게 된다.

이 원리로 하면 한 암조직으로부터 암세포가 떠나서 혈관을 한동안 떠돌더라도 다른 정상세포에 접속을 못하므로 간, 뇌, 폐, 신장, 뼈 등 다른 조직이나 기관으로 암이 전이되는 것을 막는 것이다.

이 약이 독성 등의 관문을 통과해서 성공적으로 개발이 된다면 수술 및 화학요법, 표적약물, 그리고 면역요법 등과 함께 사용하여 획기적인 항암치료의 결과를 가져올지도 모르겠다. 그러나 만약 암세포가 프랙트알카인 외의 정상세포에 있는 다른 단백질과 결합하고 또 이용하는 길을 터득한다면 암 전이를 완전히 막을 수가 없을 것이다.

이 연구는 아직 동물 실험 단계에 있으니 임상시험으로 가려면 3~5년이 필요할 것으로 보인다. 개발이 성공적이라면 지금부터 약 10년 후에 시장에 판매가 가능할 것이다. 그리고 이 약물로 한국에서 임상시험을 하는 기회가 있으면 국내 암환자들이 투여받을 기회가 있을 것이다.

국내 연구진의 간암 전이 방지 기술에 대한 발표

간암의 전이를 막을 수 있는 기술이 국내 연구진에 의해 개발되었다고 한다. 2015년 2월 22일에 〈YTN Science〉 이동은 기자가 한철주 원자력병원 간암 센터장과 이정원 서울대 약학과 교수와 인터뷰를 하여 소개한 내용이다.

바로 앞에 소개한 프랙트알카인을 이용한 암의 전이 메커니즘과 비슷할 수 있으나 국내 연구진이 연구한 내용을 보면 암 전이와 관련되는 기능 단백질이 다르다. 이번에 소개된 간암 전이 관련 단백질은 간암 속 단백질(TM4SF5)과 몸속 특정 단백질(CD44)인데, 이들이 결합을 못 하도록 하면 혈액 속에 암세포가 살아남거나 적은 수의 세포로부터 다시 암을 생성할 수 있게 하는 신호전달체계가 무너진다. 그렇기 때문에 간암의 전이가 일어나지 않는다고 한다.

단백질 기능을 활성화시킨 세포를 쥐의 간에 주입했더니 두 단백질을 모두 가진 쥐의 혈액에서만 6주 뒤 암세포가 발견되었으며, 간암 세포 내 특정 단백질 발현을 억제했더니 암세포의 전이율이 60% 가까이 줄어들었다. 이 연구 결과는 국제학술지인 헤파톨로지(Hepatology)에 실렸다.

이 동물 실험 결과는 매우 고무적인데, 임상시험을 통해 인체에서의 효능과 안전성을 검증해 나가야 할 것이다.

✚ 면역시스템을 활성시키는 약물
[PD-1(Programmed Death receptor) 억제제]

혈액암(Hodgkin's lymphoma) 치료를 위해 여러 가지 약물 치료 후에도 효과를 보지 못했던 환자군의 반 이상이 면역시스템을 활성시키는 약물 (PD-1 억제제)에 반응을 보이며 암의 감소 효과를 보았다. 이 약물은 고형 암(피부암, 폐암, 신장암 등) 치료에서 이미 강력한 효과를 보였기에 기대감 이 컸던 것이다.

면역세포에 있는 PD-1은 면역시스템이 작동을 하지 않도록하는 브레 이크 역할을 하는데, 암세포들은 PDL-1이라는 단백질을 만들고 PDL-1 은 PD-1에 결합하여 면역세포가 작동을 하지 않게 만들어 암세포의 생 존과 성장을 지속시킨다. 새로운 PD-1 억제제 면역요법 약물은 PD-1의

브레이크를 풀어주는 역할을 하여 면역세포의 작동을 활성화시켜 암세포를 공격하게 한다. 특히 Hodgkin's lymphoma 같은 혈액암은 많은 PDL-1을 만들어내므로 PD-1 억제제의 효과는 더욱 클 것으로 기대한다.

두 개의 PD-1 약물이 2015년에 미국에 출시되었고 몇 개의 다른 글로벌 제약회사들은 PD-1 억제제약물에 대한 임상개발을 진행하고 있다. BMS nivolumab; Merck pembrolizumab 같은 약물들은 임상시험에서 좋은 효과를 보여주었다. 하지만 폐렴이나 췌장염, 대장염 같은 약물의 부작용도 동반한다고 보고하였다.

✚ 화학요법과 면역요법의 콤비네이션은 암 치료의 판도를 바꿀 것인가?

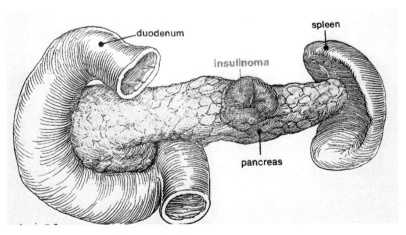

[십이지장과 비장 사이의 췌장에 발생한 종양 그림]

췌장관 세포암[Pancreatic ductal adenocarcinoma(PDA)]은 가장 나쁜 예후의 암 중의 하나이다. 췌장암의 진단을 받을 시점에 수술을 받을 수 있는 환자는 20% 정도밖에 되지 않으며 이 20%의 환자들의 대부분은 2년 이내에 암의 재발을 경험한다.

췌장암에 대한 치료는 화학요법이 대부분인데, 불행하게도 지난 수십 년 간 화학요법 치료만의 생존 기간을 기준으로 볼 때 치료효과의 발전은 없었다고 해도 과언이 아니다. 그런데 최근 몇 년 간 암의 진행에 있어서 면역시스템의 관련성이 있다는 것이 큰 관심을 끌고 있다.

건강인들에 있어서는 체내 면역 감시 상태가 항시 지속이 된다. 하지만 암세포 주변의 미시환경 속은 면역 감시 신호를 끄고 면역력을 억제시키는 세포들이 등장하여 면역력을 죽이는 상태를 가져온다. 그리하여 암세포들은 면역세포들의 공격을 피하여 더욱 더 성장을 하게 되는 것이다.

최근에 암세포의 PD-1과 PDL-1의 기능을 차단시켜 면역세포의 활동을 강화시키는 약물이 등장하여 임상시험들이 진행되고 있는데, 췌장암에서도 면역요법 약물과 화학요법을 같이 항암치료에 사용하여 수십 년 간 답보상태에 있는 췌장암 치료에 하나의 돌파구가 되길 바란다.

Reference: Kara D. Forinash, MS, PA-C, Shari Pilon-Thomas, PhD, and Gregory M. Springett, MD, PhD Published Online; September 5, 2014

CAR T-Cells 과 Bispecific Antibodies

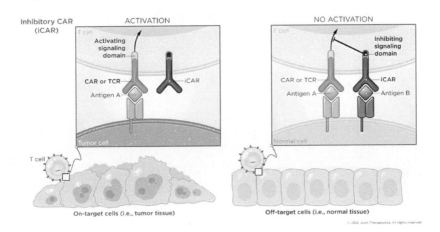

T Cell은 일종의 백혈구와 같이 몸속에서 질병을 일으키는 해로운 물질과 싸우는 강력한 면역세포이다. 이 면역세포 T-cell을 더욱 강력하게 암세포를 표적화하는 항암제에 대한 연구가 진행 중인데 효능이 탁월한 것으로 보인다.

하지만 동시에 안전성에 있어 염려가 제기되고 있다. 안전성에 대한 염려는 항암제로 인해 죽은 암세포로부터 나온 파편이 치명적인 독성을 축적시켜 매우 위험할 수 있다는 것이다.

CAR T cells(chimeric antigen receptor T cells)은 몸으로부터 추출한 T Cells에 유전자 재조합 기술을 이용하여 항체를 연결시켜 항체가 접목된 T Cell, 즉 CAR T cells 들이 특정한 암세포를 인지하여 공격하도록 하는 것이다.

✚ CAR technology는 더 이상 다른 선택이 없는 환자에게 필요한 기술일 것이다

노바티스사에서 진행하는 임상연구에서는 CAR T cells를 투여받은 ALL 혈액암 환자 30명 중 27명의 환자가 혈액암의 증상이 사라졌고, 그 중 78%의 피험자들은 약물 투여 후 6개월 간 생존을 하고 있다. 이 중 몇몇 환자는 2년까지 증상이 사라진 양호한 상태를 유지하였다.

하지만 모든 환자들은 염증물질(cytokine release syndrome)의 부작용을 겪었으며 27%의 환자들은 심각한 부작용 증세를 겪었다.

로슈사의 제넨택 부서에서는 Bispecific antibody 약물로 고형암(head and neck cancer and colorectal cancer) 치료를 위한 임상시험을 진행 중이며 또 알츠하이머나 inflammatory diseases 등에 대해서도 연구하고 있다.

Reference: ASCO News Jan 2015
Zelig Eshhar, a professor emeritus of the Weizmann Institute in Israel ((who pioneered the CAR approach)
Dr. David Scheinberg, chairman of molecular pharmacology at Memorial Sloan Kettering Cancer Center
Dr. Bindu George, team leader of the U.S. Food and Drug Administration's Office of Cellular, Tissue and Gene Therapies

Bispecific Antibodies:

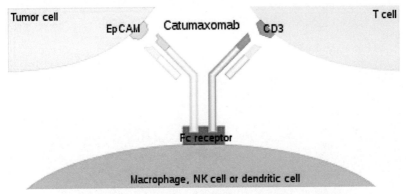

[Catumaxomab: Bispecific antibody로 첫 승인을 받은 항체약물]

전통적인 항체와 달리 Y모형의 양쪽 특정 날개를 가진 항체는 한쪽 날개가 암세포를 찾아가서 붙는 동시에, 다른 날개에 붙어 있는 T Cells이 암세포를 공격하도록 하는 기술이다. T Cells은 암세포에 구멍을 내어 치명적인 효소를 집어넣어 암세포를 죽인다.

2014년 12월에 미국 FDA는 어린이 환자들에게 많이 발병하는 급성혈액암[acute lymphoblastic leukemia(ALL)] 치료를 위한 첫 bispecific antibody 약물(Amgen사의 Blincyto)을 승인하였다.

임상시험 결과는 다른 백혈병 약물 치료에 실패하였던 환자를 대상으로 신약물을 투여하였는데, 그 중 33%의 환자가 1개월 간 약물투여를 받은 후 7개월이 지나도록 재발 증상이 없다고 한다.

이 약물의 주목적은 가장 치료 효과를 높이는 줄기세포 치료를 받을 때까지 환자의 생존을 유지시키는 것인데, 주목적의 기대 이상으로 효능을 보여주고 있다.

효능면에서 매우 매력적인 약물이지만, 여느 약물과 마찬가지로 부작용을 염려한다. 암세포를 죽이는 과정에서 약물과 암세포로부터 발생하는 염증[inflammatory chemicals(cytokines)] 물질들이 혈관으로 흡수되어서 발열, 저혈압, 그리고 심박동에 영향을 주는 것이다.

연구자들은 부작용에 대처하여 염증을 줄이는 약물(anti-inflammation medications)들을 사용하였지만 항상 성공적이지 못하였고, 어떤 혈액암(aggressive non-Hodgkin's lymphoma) 임상시험에서 두 명의 피험자가 사망한 후에 임상시험이 잠시 중지 중에 있기도 하다.

개발중인 CAR T cells과 bispecific antibodies 약물들은 대부분 혈액암 세포의 표면에 존재하는 CD19 단백질을 표적으로 한다. 하지만 이 약물들도 정상세포에 있는 같은 CD19 단백질을 공격할 수도 있다. 독성학적으로 이 약물들이 어떤 기관과 조직에 부정적인 영향을 끼치는지 더 파악해야 할 것이다.

몸에서 만들어지는 전통적인 항체와 달리 인위적으로 제조된 CAR T cells은 수 년 동안이나 생존 내내 혈관 속에서 돌아다니며 지속적인 효능을 가져다 주는 동시에 독성의 리스크도 동반한다.

이러한 부작용을 해결하기 위해 연구자들은 CAR T cells에 세포 자살 유전적 신호장치를 만들려고 하는데, CAR T cells이 암세포들을 다 죽이고 난 후 스스로 사멸하게 하여 지속되는 부작용을 막는 것이다.